脳医学者が教える絆学

ストレスゼロ
くじけない心をつくる

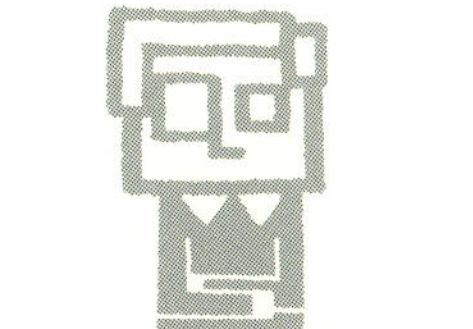

東邦大学医学部教授
有田秀穂 著

K&B PUBLISHERS

ストレスゼロ　くじけない心をつくる

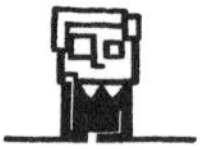

もくじ

まえがき　8

第1章　心をケアするセロトニン生活

心のストレスは災害よりもキケン……12
ストレスは消えない
「受け流す」もの……16
「自粛」はやめよう……20

いつもと同じ
元気な私をつくるセロトニン……24
エクササイズで痛みが消える……28
ナチュラル美人はセロトニン力から……30
毎日おさんぽすればポジティブになれる……34
太陽を浴びると脳が喜ぶ……38
ツイッターはパニック症を生む……42
スマートフォンは不眠の元……46
夜型生活は老け顔になる……50
くじけそうな時は
何も考えずにカラダだけ動かす……52
呼吸は「吐く」が心を救う……56
「笑う門には福来る」はホント……60
歌を口ずさめば幸せがやってくる……64

第2章　いま、一番大切な脳活

超ハッピーはがけっぷち……68
「萌え」はあぶない……74
危機は千手の力を引き出す……78
毎日5分を3カ月続ければモヤモヤ解消……84
非常事態に強くなる共感する力……90
キレずにくじけないためのスイッチ力……94
直感は鍛えられる……98
号泣セラピーですべてがリセット……102
うまく泣けない人は
昼に運動　夜に感動の名作を……106
涙は人にぶつけない……110
共感する人は仕事ができる……112

第3章　家族と絆

絆のやりとりでパニック予防……116
バーチャルはうつの元……120
プライバシーは少なめに……124
言葉がつまった手紙より心のこもったプレゼントがいい……128
セックスが脳に効く……132
たとえ火の中水の中は愛の証……136
おっぱいをあげると肝っ玉母ちゃんになる……138
夜泣いて　朝謝るのがいい……140
マンネリには「子ども」が必要……144
女はセロトニン　男はドーパミン……148
「見返り」は求めるものではなく絆が自然に生み出すもの……152
記念日はサプライズ……156
「幸せ」は報酬では満たされない……158

第4章 生活

夜型を朝型にすると良いこと百倍 …… 162
掃除・洗濯・節約
いらないものは捨てるシンプルライフが◎ …… 166
自炊が脳活 …… 170
肉は×
豆・野菜・魚生活を　バナナは◎ …… 174
うつはうつる …… 178
習い事・オフ会・サークル活動は◎ …… 180
山ガールはセロトニン女子 …… 184
絆と太陽光をつなぐオープンな家づくり …… 186

第5章　仕事

「噛む」を大切に …… 192
デスク回りは毎日キレイに …… 196
接待は積極的に …… 198
「絆」のやりとりがテクニックより大事 …… 202
「ココ一番！」の前は運動しよう …… 206
赤ちょうちんで一杯が大切 …… 208
大震災で価値は「個」から「家」へ＋シフト …… 210
「粋」と「わび・さび」がどん底の日本を救う …… 214

あとがき 218
脳科学用語辞書 222

まえがき

今、世の中は不況と大震災のダブルパンチですっかり様相が変わってしまいました。この本の主題であるストレス対策というのは、震災前まではおもに不況や悪い生活習慣によって心をケガしてしまう人に対して行うことでした。

ところが今はそれに加えて大きな災害によるストレスというものが足されてしまったのです。首都圏においても益々心の落とし穴に落ちてしまう人たちは増え続け、世相はマイナス思考に拍車がかかっているように思います。

このネガティブな状態から脱出するためには、まずは落ち着いて段階を追って物事を考えることが大切です。

消極的な状態から脱するために第一に必要なのは生活力です。人間は基本的な生活力さえあれば、ある程度の困難があっても乗り越えることができるものですが、今はその生活力さえ維持できない人が非常に多いのです。

そしてこの生活力をつけるために必要なものは健全な心です。メンタルヘルスを強くすることができれば、どんなストレスに対しても柔軟に対応し、くじけることなく生きていくことができるものです。

本書ではこの苦境を乗り越え、くじけずに強い心をつくるための手段を脳科学的側面から解説します。

脳にはストレスに有効なさまざまな事柄がありますが、私がおもにストレスに対して効用があると考えている事柄は3つあります。

セロトニンという脳内物質、そしてオキシトシンというホルモンと前頭前野という大脳の部位です。この3つを上手に作用させることによってどんな苦しい状況に立たされていてもポジティブな方向に転換して生きていくことができます。

震災当時、首都圏に住む私の周りの知人の中でも「災害うつ」ともいうべき状態に陥った人たちがいました。災害の悲惨な状況を毎日テレビやネットに張りついて見続け、災害に遭った人たちに対して心を痛め、何もできない罪悪感からうつに陥る人がたくさんいました。

さらには、政府の「自粛すべし」との通達から消費することを避け、歓楽街は閑散とした状態になりました。いわば首都圏全域が総ひきこもり状態になったのです。安全や節電の観点からいえば致し方ない判断だったかもしれませんが、脳科学的にいうと最悪の状態です。

人は得てして健全な生活習慣を心がけていれば、より良い方向へと意識が向かい、おのずと良い事象も増えるものですが、生活習慣が良くないと批判的に悪い方向に焦点が向き、悪い出来事も多くなり、確かな未来像も描けなくなるものです。

この状態にならないためにはその悪い生活習慣を改善することです。

本書ではストレスに対処するために必要な誰にでもできる生活習慣の改善方法を脳内のさまざまな事象と関連させて説明していきます。

日々の生活の習慣を少し変えるだけで起きる変化とは何なのか？ 実際に身体的に必要なことと心のあり方、両面から紹介しようと思います。

そして、この苦境の中で、いかにして「幸せ」を手に入れることができるのか？ さらにはどう生きていけば苦難を乗り越えていけるのか？ という直接的な被災者ならずとも、今に生きるすべての人が抱える心のストレスという命題に対する答えになってくれればと思っています。

第1章 心をケアするセロトニン生活

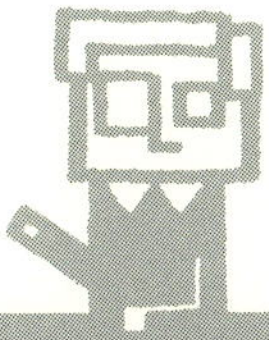

心のストレスは災害よりもキケン

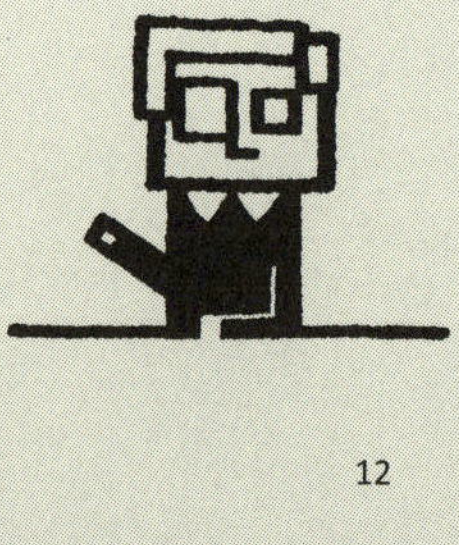

2011年3月、未曾有の大震災によって東北・北関東の多くの人たちが被災し、日本全土が苦境に立たされました。

まさに戦後最大ともいうべき危機が、震災と原発の恐怖によって今もなお日本を覆っています。岩手、宮城や福島の人々は地震と津波と原発という三重の災害によって家や家族を失い、すべてをゼロからやり直さなければならない状況になりました。

彼らのように直接的に被災した人たちばかりでなく、首都圏においても、余震と原発の放射能の汚染に恐れを抱き、テレビや新聞、ネットなどから流れてくる多様であいまいかつ不確定な情報におどらされて、時にパニック状態に陥る人たちも少なくありませんでした。

家をなくし、家族を亡くした人のみならず、原発や余震など二次的脅威に晒されている人たちにとって、今すぐに解決しなければならない問題は心のストレスだと私は思っています。

今、一番やらなければならないのは、いかに今までと同じように、もしくは今まで以上に精力的に働いて国を復興させるかというところにかかっています。そのために必要なのは、粘り強く持続的に努力することができる強い心なのです。ただでさえ、不況や不健全な生活習慣によって労働意欲を失っているところに大きな震災が起き、心のストレスの問題はもはや手をつけられないくらい重症といっても過言ではありません。

そのストレスの原因の主たるものはネットコミュニケーションによるものと私は思っています。

震災に限らず、昨今はエジプトのネット革命をはじめとするツイッターを中心にしたインターネットの存在意義が大きく取り沙汰されるようになってきましたが、実はその**ネット依存が労働意欲をなくしてしまう心の病の引き金になっているのです。**

今、うつ病の人口は10人に1人はいるといわれており、軽度のうつ、いうなれば「プチうつ」の人は5人に1人いるのです。先だっての震災によってその数はさらに増えたと考えていいでしょう。要するに、中小企業の会社であっても、社内に10人前後はうつの人がいると考えていいわけです。

ここのところの震災パニックで忘れられていますが、そもそも不況による薄給やハードワーク、リストラの恐怖などさまざまなストレスが日々私たちにはあり、それだけでもモヤモヤしたプチうつ状態を引き起こしていました。このプチうつによって人々は労働意欲をなくし、社会全体が無気力で活力を失ってしまっているのです。それは震災後さらに増長しました。

「いつも通りに生活する」ということがどれだけ尊いものだったのかが思い知らされ、さらに「これからどう生きていくべきか」という大きな難題を、この厳しい状況下で突きつけられています。

この状況をポジティブに打破していくために必要なのは、まずこの心に覆いかぶさるモヤモヤとした心の雲を、日々の生活習慣を少しだけ変えることによって解消することにあります。

人はあまりに多くのストレスを一度に受け止めると、パニック状態になって何もできなくなってしまいます。事実、震災時も、本来やらなければならない仕事を放棄してテレビやネットの震災情報に釘付けになって、心の不安ばかりを増長させてパニック状態になり、場合によっては職を失ってしまうという悪循環を引き起こしてしまっている人は少なくありません。

今こそすべての人が一丸となってこの国難を乗り越えるために、心のストレス対策に取り組みましょう。

ストレスは消えない「受け流す」もの

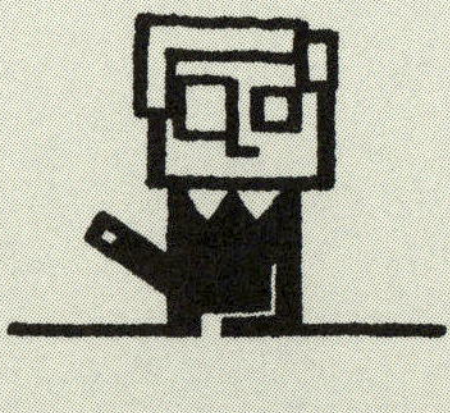

震災のような大きなショックや日々断続的にやってくるストレスと戦うためにはまず、ストレスがどんなものなのかを知る必要があります。

大抵の人がストレスフリーになるための秘策を知りたいと考えるのですが、**実はストレスフリーという言葉は医学的にいうと絶対あり得ないことなのです。**

ストレス対策の本をつくっておきながら、まったく本末転倒なお話ですが、ストレスの本質を知るためにはとても大切なことなのです。

私たちが単純に「ストレスが溜まっているな」「ストレスを感じる」という時のストレスというのは「過度」のストレスの多さに対していいますが、ストレスというのは正確には、それだけのことではありません。

気温が高くて暑い、空気が悪い、荷物が重いなどのネガティブな不快ストレスだけではなく、ジムでトレーニングをする、マッサージをしてもらう、勉強をする、大声で笑うなどポジティブな事柄もストレスといいます。つまり、**体や心にかかるさまざまな「負荷」のすべてをストレスというのです。**

人はこれらのストレスがなければ生きていくことはできません。わかりやすいところでいえば、津波が来て危ないと思うこともひとつのストレスなのですが、この「危ない」

と思う感覚がないと人は危険な状況に置かれた時に逃げることもできずにケガを負ったり、場合によっては死んでしまうこともあります。

ですから、ストレスをゼロにするということは不可能ですし、ストレスは人が人らしく生きていく上で必要なことなのです。

大切なことはストレスを完全になくすことではなく、日々やってくる「過度」のストレスをいかに受け流すことができるかということにあります。

実はこの消すのではなく「受け流す」ということが大切です。もちろん、何もかも受け流してしまっては危険を回避することもできなくなってしまいますが、必要以上のストレスに対して戦うでも逃げるでもなく、受け止めて流すという習慣をつけることは日常を円滑に生きていくためには大変大切なことです。

本来私たちは、そのストレスを受け流す作業を生活の中で自然に行っておりました。早寝早起き、太陽の下で遊ぶ、近所づきあいをしてふれあいを育むなど20年前には当たり前のようにやってきたはずの事柄が、今はできなくなってしまっています。

その当たり前の事柄がなぜ大切だったのか？　ということをこれから脳科学的見地から説明いたします。

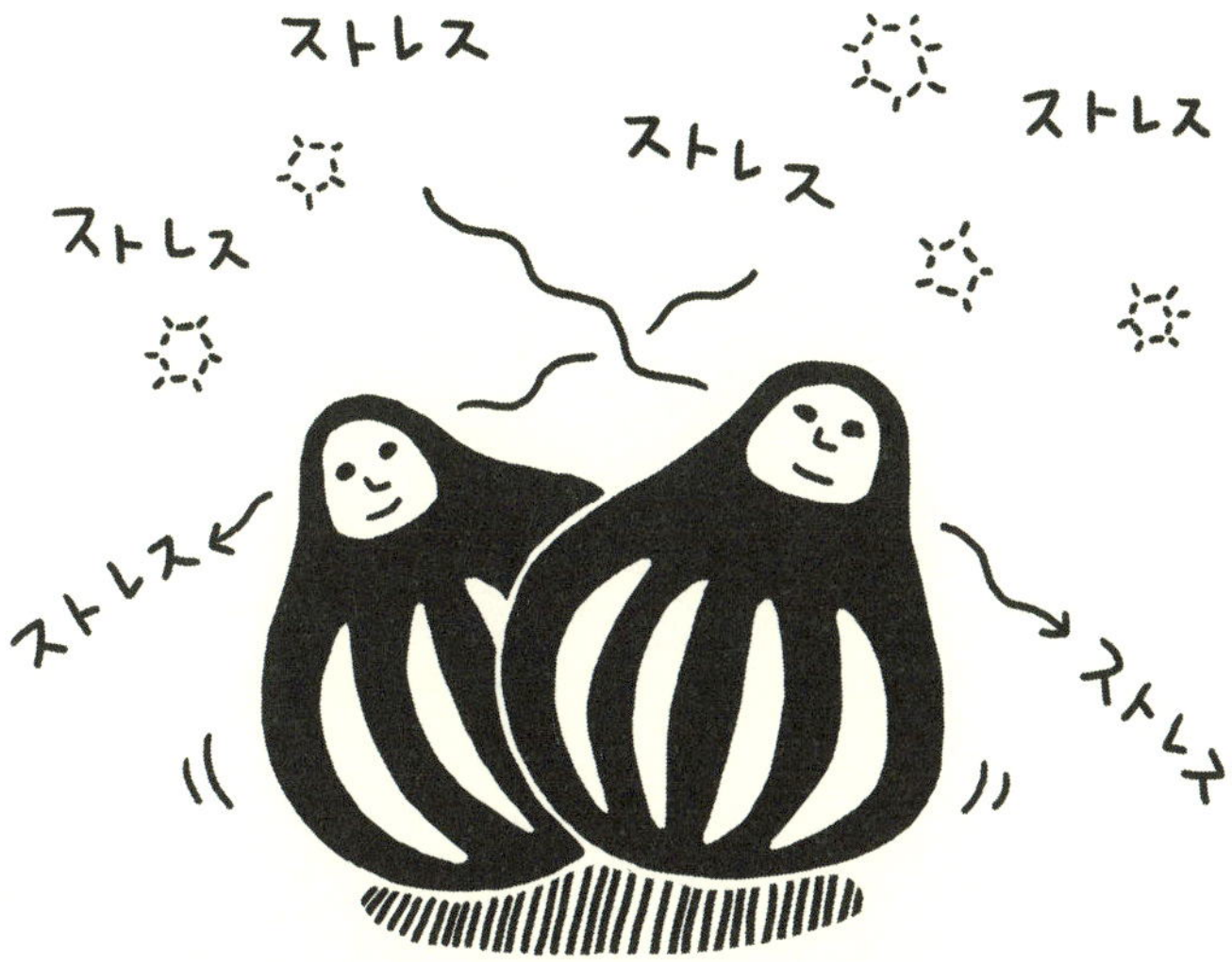

ストレスは七転び八起きのだるまのように受け流すのがよい

「自粛」はやめよう

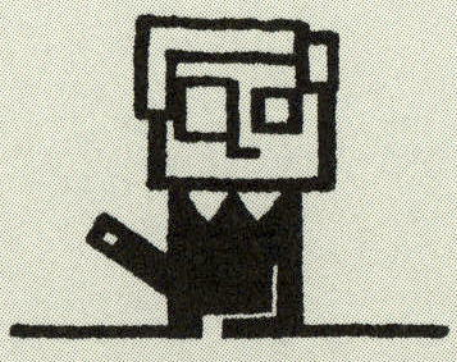

さて、ストレスを消すという時に、何によって解消することができるかをまず知りたいところだと思います。通常、人がストレス解消をしようという時にはいくつかの方法があるものですが、その中で実は脳科学的にあまりよくない効用をもたらす場合があるものもあります。以下の一般的ストレス解消法の中であまり効果的でない場合があるのはどれでしょう?

・日向ぼっこをする
・映画を観る
・家でゆっくり寝る
・ジムでトレーニングする
・散歩する

どれもストレス解消に効果的なものなのですが「家でゆっくり寝る」ということだけは場合によってはあまりよくないことがあります。

もちろん、日々多忙に働いて睡眠不足のようなタイプの人にとっては、十分な睡眠をたまの休暇にとることは大変有効なことだと思います。

しかし、寝不足以外の理由で一日中家で何もしないで寝ているというのは、私はあまり良いものだとは思いません。

その理由は、ストレスを受け流す作用を促す脳内物質が、暗い部屋の中でずっと寝ていたり、動かないでいると働かないからです。

脳内物質というと、みなさんになじみ深いのはドーパミンやノルアドレナリンだと思います。人間の体の中には50種類以上の脳内物質があり、特にドーパミンやノルアドレナリンなどの脳内物質は、感情の動き、つまり情動に対して作用するものとして知られ、人間をもっとも人間らしく演出しているものでもあります。

ドーパミンは超ハッピー、ノルアドレナリンはスリル満点な時に出る脳内物質として認知されていますが、ハッピーになったりスリルで興奮することはストレスを麻痺させる作用はあるにしても、効果的にストレスを受け流す効用はありません。

ストレスを効果的に受け流す働きをする脳内物質はセロトニンといいます。

メンタルヘルスに関心のある読者なら多少ご存知の方もいるかと思いますが、ここ数年社会問題とさえなってきているうつに関連して、注目されるようになってきた脳内物質です。

このセロトニンが脳から欠乏していることが多くの現代人が抱える問題点です。一日中寝ることばかりでなく、家にこもってずっとテレビやネットばかりしていることもセロトニン不足を引き起こす原因になることなのです。ですから、震災の際の「自粛」という方策は、節電や危険回避という意味では有効なことですが、ストレス対策としてはあまりよくない状況でした。

家にこもりきりで悲惨な被災地のニュースを見続けた多くの人たちが、心を痛めてパニック状態に陥りました。**ただでさえストレスが多い環境で、さらに暗い部屋の中で何もしないでテレビやネットの情報に依存状態になるのは脳科学的にいうと最悪の状態といえます。**いくら被災者の方たちを気遣ってのことであっても、何もしないで心を痛めているだけでは何も意味がありません。

セロトニンを活性化してストレスを解消し、より良い今をつくるためには行動するしかないのです。自粛はほどほどにして少しテレビやネット情報から心を離し、体を動かしてメンタルヘルスケアをすることも忘れないようにしましょう。

いつもと同じ元気な私をつくるセロトニン

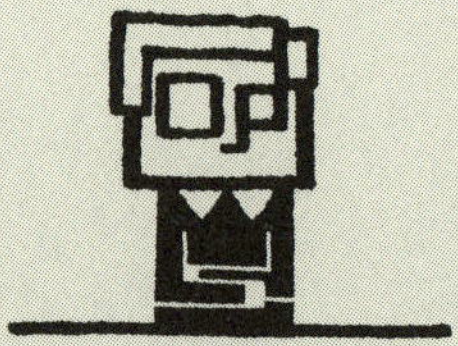

さて、それではまずこのセロトニンという脳内物質がどんな働きをするのか簡単に説明しましょう。

セロトニンはおもに心の安定、バランスをとることに作用します。

私たちが無意識に呼吸をし、食べ物を消化し、体温を一定に保つことができるのは自律神経という神経が作用しているためです。この自律神経は「脳幹」という大脳のさらに奥の人間の生命維持に関わる大切な場所にあります。

脳幹は、脳の中のもっともコアな部分にある、いってみれば大脳を操る司令塔のような存在。まさに脳の屋台骨なのです。大脳が損傷しても人は身体機能としての問題は起きますが、死ぬことはありません。しかし、脳幹の損傷は死の危険を意味します。

この脳幹は、自律神経やセロトニンばかりでなくドーパミンやアドレナリンも働く、本書においてはキモともいえる重要な場所なので、よく覚えておいてください。

その脳幹で働く自律神経は、恒常性＝ホメオスタシスという生命活動を一定に保つように自分の意識とは無関係に作用する神経のことです。どんなに気温に寒暖の差があっても人の体温が一定なのは、自律神経のおかげです。

寒くなると体を震えさせ、暑くなると汗をかくのも自律神経の作用です。「自律神経に問題がある」という時には、体温調節や代謝、消化が円滑に行われていない状況のことをいうものです。

情緒不安定、不眠症、動悸、息切れ、冷え性、低血圧などの症状の元は、多くの場合この自律神経に問題があることをいいます。

そしてこの自律神経をきちんと制御しているのがセロトニンなのです。

セロトニンは、このようにバランスをとる役割が得意なのです。いってみればどんなところでもバランスよく立ってくれる起きあがりこぼしのようなものです。

そして、「平常心」を演出しているのもセロトニンです。要するに先ほど述べたストレスを受け流す仕事と直結しています。快にしても不快にしても、やってくるたくさんのストレスを、いちいち全部受け止めて一定の反応を発信しなければいけないとなると、人は心が散漫になり、場合によってはパニック状態に陥ります。

今すぐに対応しなくてもいい必要以上のストレスは、感知することはあってもスルーして今やるべきことに一点集中するべきです。その何にも動じない平常心をつくり出すのがセロトニンなのです。

ただ、どんな時にも平常心を保つことは意外と簡単なことではありません。緊張した状態にあると、落ち着こうと思えば思うほど焦って平常心を保てなくなるものです。

禅の世界では、そんな時に、ありのままの自分を受け入れてのみこんではじめて平常心に至ると説いています。呼吸を整え、無心になると平常心はやってきます。その心を落ち着かせる行動は、あとで説明するセロトニン活性とも直結しているのです。

また、セロトニンは、元気な覚醒状態も演出します。といってもノルアドレナリンやドーパミンのような血湧き肉躍るパワフルな元気とは違うものです。

冷静でクールな元気を演出するのです。

パワフルな元気は人が生きていく上で必要なものですが、時に暴走しすぎて、過ちを犯してしまうこともあります。スポーツの試合観戦などで起きる暴動や、色恋のもつれで起きる刑事事件などがそれに当たります。**そういったマイナス面をはらんだ危ない覚醒状態ではなく、日々の生活の中で安定してはつらつと生きるための元気のことです。**

スポーツをしたあとや自然を謳歌したあとに感じる爽快感は、スリリングな興奮や恋愛成就における超ハッピーとは違う豊かな覚醒状態をつくってくれます。

よくこの時の幸福感をドーパミンと勘違いされることがあるのですが、実はそんな感覚を演出しているのはセロトニンなのです。

エクササイズで痛みが消える

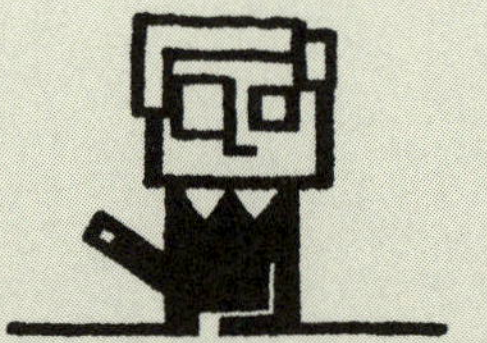

また、セロトニンには鎮痛効果があります。

やはり痛みを完全に消すのではなく、抑制するのです。考えてみれば痛みもストレスのひとつです。セロトニンは、心に降りかかるストレス同様、肉体にかかる痛みも軽減する作用があるのです。

ノルアドレナリンにも痛みを軽減する効果があります。ノルアドレナリンの場合は興奮状態にある時に痛みを感じさせなくする効用があります。ケンカをしたり、スポーツ観戦などして興奮している時に病気やケガの痛みを忘れてしまう場合がありますが、それはノルアドレナリンによるものです。

セロトニンの場合は、それとは違う作用です。**興奮状態ではなく、むしろ「心頭滅却すれば火もまた涼し」というある種の覚醒状態における痛みの抑制です。**

例えば、スポーツに興じている時、もしくは近しい人と抱擁する時、不思議と痛みを感じない瞬間があるものですが、それは決して気のせいではなく、セロトニンの作用によるものなのです。詳しくは後述しますが、運動をすることも抱擁をすることもセロトニンを活性化させるのです。

セロトニンは心ばかりでなく、肉体のストレスにも有効なのです。

ナチュラル美人は
セロトニン力から

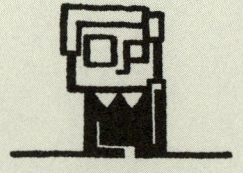

そして、セロトニンには美人効果もあります。

それはセロトニン活性によって、抗重力筋が作用するためです。抗重力筋というのは、名前の通り、重力に抗って働く筋肉です。首、肩、背筋、腰回り、お尻の他、顔面にもある筋肉で、まぶたや頬に張りを持たせます。

ですからセロトニン活性をすると姿勢が良くなり、ヒップアップしてプロポーションも良くなっていきます。表情も豊かになって見るからにはつらつとした表情に変わっていくのです。メイクアップやいわゆるダイエットとは違う、まさに内面から美人になっていくナチュラルな美人効果があるのです。

わかりやすくいうと、お寺のお坊さんの顔を思い浮かべてみてください。お坊さんは背筋がピシッと伸びて、壮快なエネルギーに満ちているものです。心を浄化するだけではなく、肉体も美しくしてくれるのがセロトニンの力なのです。

また、セロトニンにはドーパミンやノルアドレナリンの暴走を抑える働きもあります。

ドーパミンは、「欲」に作用する脳内物質なので、食欲にも作用します。ですから直接的にダイエットに効果があるとはいえませんが「もっと食べたい」という気持ちをセーブし、暴飲暴食を抑える働きがあり、肥満体質を改善することもできるのです。

また、ドーパミンの「欲」は金欲や物欲、性欲にも作用するので衝動的に「あれもこれも欲しい」と思ったり「お金がたくさん欲しい」という際に作用します。そして、セロトニンはこれらの欲望の暴走に対しても抑制するように働きます。

無駄遣いをせず、性愛に依存することもなく、衝動的に浪費することもなくなり、本当の意味で心も身体も美しくする美人力を養うのです。

不況という、社会がストレスに満ちて高級志向やブランド力が、リアリティのある美しさに直結しない今という時代において、セロトニン的美しさはもっとも現代的といってもいいかもしれません。

「無駄なくキレイになる」

という昨今のファッション志向の中でよく見るキャッチフレーズは、脳科学的側面から見ればセロトニン活性そのものといえます。

今、時代は物を多く手に入れるよりも無駄なものをなるべく手放すことが良いとされるような傾向にあります。派手に着飾り、装飾品をたくさん手に入れるよりも本当に必要な良い物だけを所持し、多くを持たないことが美しいとされるように少しずつなってきています。自分に磨きをかけてセロトニン美人になりましょう。

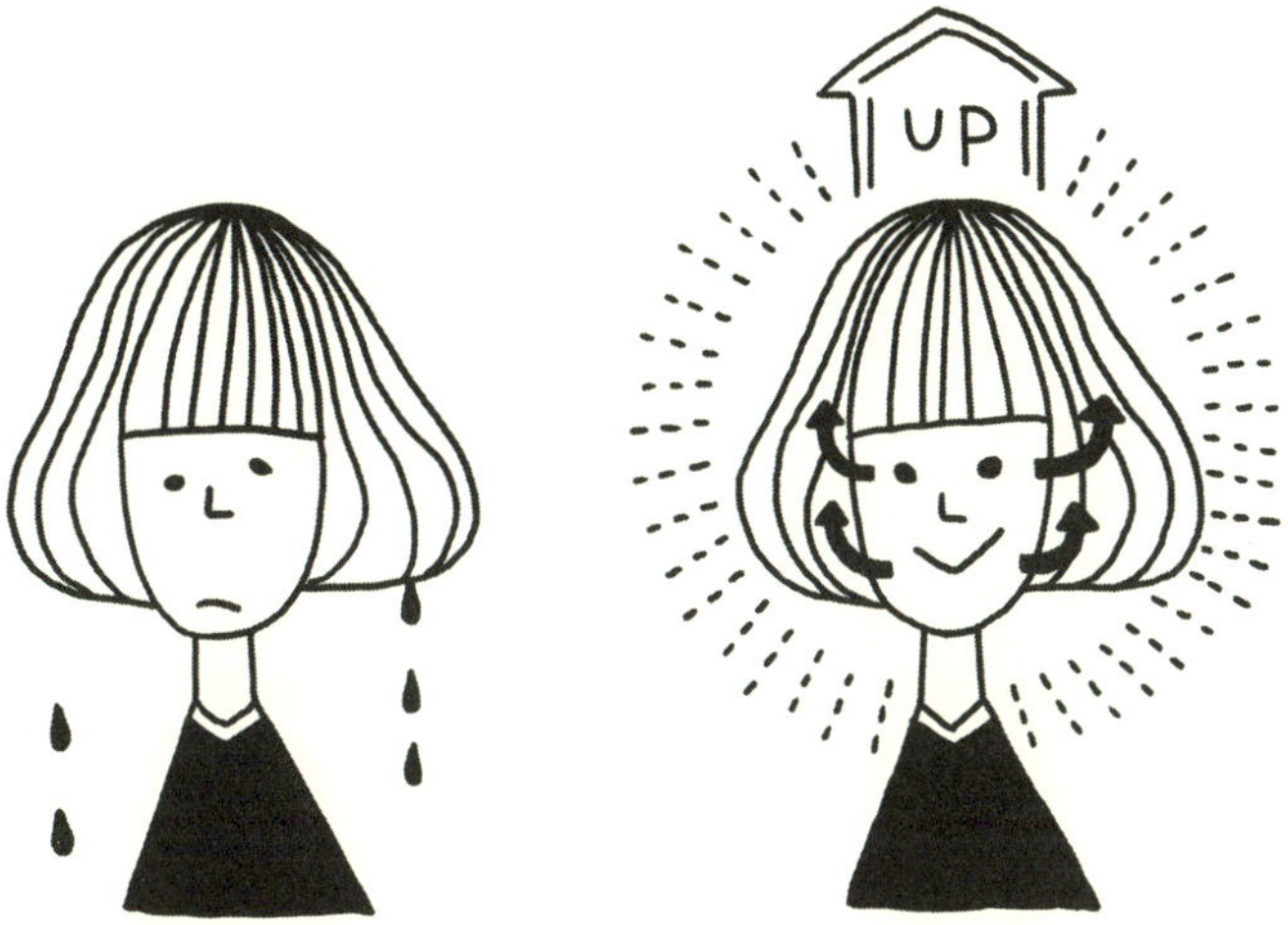

セロトニンは抗重力筋に働きかけてはつらつとした表情をつくってくれる

毎日おさんぽすれば
ポジティブになれる

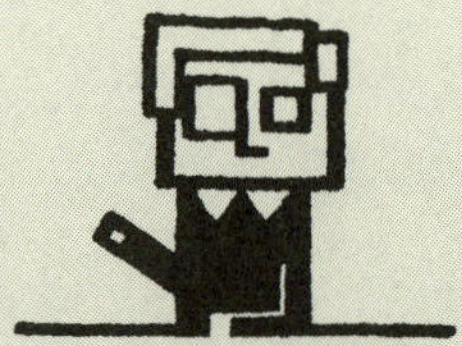

セロトニンがメンタルヘルスに抜群の効用があり、美人にもなれるとわかると次は、セロトニン活性をするための手段を知りたいと思うものです。

セロトニン活性は、とても簡単な3つの働きによって成り立っております。

・太陽の光を浴びる
・ふれあい
・リズム運動

このたった3つの作用によってセロトニン神経は活性化されます。

とても簡単なことです。詳しくは少しずつ説明していきますが、**いってみれば太陽の下で散歩するだけで、プチうつは解消するのです。**しかし、このすごく簡単なことが意外とできていないのが、現代人というものです。散歩ではなくとも恋人や家族、友人と積極的にふれあう時間を持つことでもいいのです。

でも、たまにやればいいというものではありません。

セロトニンはストレスに働く脳内物質です。そしてストレスはほぼ毎日途切れることなく私たちの心に作用します。さらにセロトニンは原則として昼の間に分泌し、夜の寝ている間は働かない性質があります。セロトニンは脂肪などのように蓄えておくことができるものでもありません。

ですから、大切なことは、これらの3つの事柄のどれかを「持続して習慣づける」ということなのです。

「ローマは一日にして成らず」という格言があるように、健康な脳も三日坊主では決して維持できません。

仕事ができる人、心も容姿も美しい人というのは大抵このセロトニン習慣を身につけているものです。

プチうつ状態でいると仕事もはかどりませんし、恋人や友人とのコミュニケーションもうまくいかなくなり、すべての悪循環の元になります。

毎日同じことを反復する必要はありません。この3つの働きのどれかを一日の中のどこかに組み込む工夫をしてみましょう。

例えばある日は朝早起きして散歩をする、別の日には朝起きれなかったので、ランチタイムに外に出て友人とたくさんふれあう。また、それらの時間はなくても、夜必ずストレッチをするようにしている、などどんなかたちでもいいので、**毎日いくつかのセロトニン習慣をつけるようにすることで、おのずとモヤモヤした脳はすっきりとしてきますし、肉体的にも引き締まって心も体も健康になります。**

もっといえば、週末にジムに通って激しく大量の汗をかくのと、毎日量は少なくともコツコツ歩くのとどちらがいいのかという意味では、毎日歩く方がいいのです。

もちろん両方できれば、それに越したことはないのですが、一過性のことよりも継続することを優先しましょう。**「量よりも継続」を心がけてください。**

また、セロトニン活性は「適度な負荷」によって起きるものなので、すべての人に共通の量や長さが決まっているわけではありません。運動経験がある人ならば、ある程度の量があった方が適しています。まったく運動をしないという人ならば多少時間が短くても十分に効果があります。毎日自分ができそうな量を自分で判断して「とにかく毎日やれること」を探していくことが大切です。

ひとつのことが習慣づけば、継続していくことによって物事は勝手に発展していくものなので、一度持続する習慣をつけることさえできればしめたものです。

太陽を浴びると脳が喜ぶ

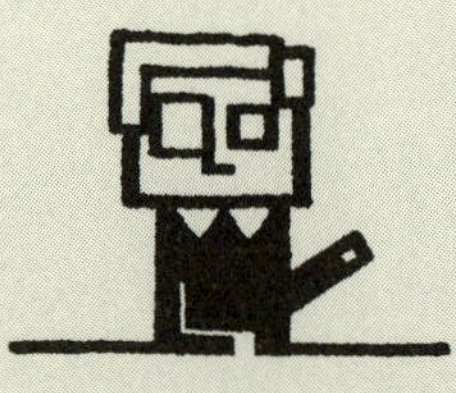

さて、それではこのセロトニン活性のための３つの働きをきちんと解説していきましょう。

まずは太陽の光を浴びること。

文字通り太陽の下にいることができればいいのです。

きちんと説明すると、網膜が太陽の光と同じくらいの照度の光を浴びるとセロトニンが活性化します。その成分などは関係ありません。光の量が大切です。

そして網膜が太陽を受け止めていればいいので、直接太陽を見る必要もありません。うつむいていても、太陽の光は目に入ってきますし、日陰や曇りであっても実は室内にいる時の何倍もの光量の光があるのです。直接太陽を見ることは大変危険ですのでやめましょう。

蛍光灯や電球の光というのは、どんなに明るめでも５００ルクス前後ですが、曇り空というのは1万ルクスもあるのです。単純計算で20倍もの違いがあるのです。晴天の日ともなれば、なんと２００倍の10万ルクスもあります。

普通に生活していると照度の違いというのはそこまで体感できないものですが、実は太陽の光というのは、人工的に作り出す光の何十倍もの光量があるのです。

セロトニン活性のために必要な光量というのは、大体2500ルクス。曇り空でも十分に足りる光量です。そのくらいの光量に適した時間というのが実は朝の光です。晴天の朝の光はちょうど2500ルクスくらいなのです。朝活が良いといわれる由縁はこの適した光量がひとつの理由でもあるのです。

一番理想的なのは朝早起きして仕事前に少し外を散歩する、もしくは通勤時間や移動時間をなるべく長めにとって外にいる時間を意識してとるようにする、というようにいつでも太陽を浴びることを心がけることが大変有効です。

北欧のように、冬に日照時間が短くなる国では冬季うつ病が社会問題になっています。これらの国では、太陽光がメンタルヘルスに効果的なことが認知されており「光療法カフェ」というものもあるそうです。

そこでは高照度の光を体に浴びせることによって冬季うつ病の解消に役立てているそうです。日本のうつ人口が増え続ければ、日本でもこれらの光療法に需要が生まれることもあるかもしれません。

それくらい太陽の光を浴びることは大切なことです。毎日意識して積極的に外に出たり、窓際など日当たりの良い場所に行く習慣をつけるようにしましょう。

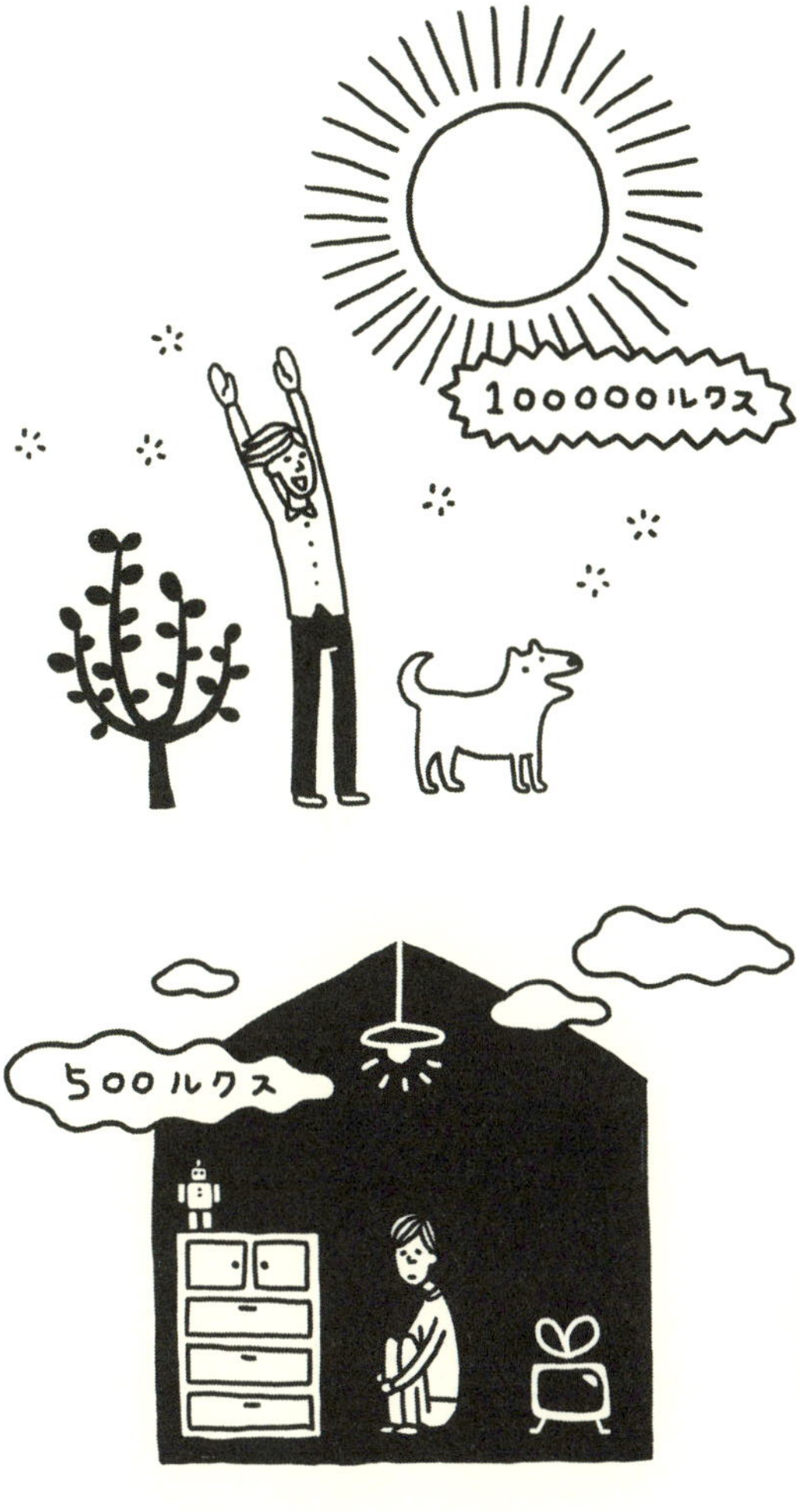

セロトニン活性が起きる光の光量は、朝の太陽光と同じ大体2500ルクス

ツイッターは
パニック症を生む

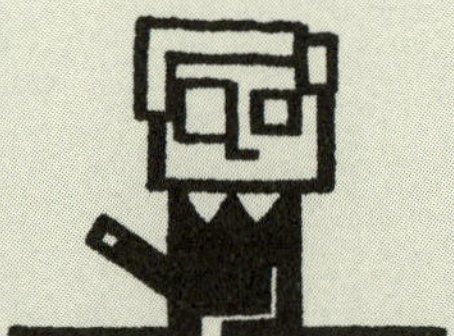

最初に申し上げたように昨今の数万人のうつの人々を生み出した元はネット依存によるものです。**特にメールやツイッターなどの文字言語のみによるネットコミュニケーションは脳内物質の円滑な分泌を阻害します。**

本来、人と人のコミュニケーションは、文字や言葉のみならず顔と顔をつきあわせて仕草や表情を読み取りながら行うのが常識でした。この文字言語のみではなく、非言語による仕草や表情などを含むコミュニケーション＝ふれあいによって脳はセロトニン活性をしていたのです。

私はこの2つ目のセロトニン活性を促す働き、非言語によるふれあいのことを「グルーミング」と呼んでいます。グルーミングすることによってうつ状態の脳は活性化して元気になります。

また、この仕草や表情などの非言語によるコミュニケーションをノンバーバルコミュニケーションといいます。このノンバーバルコミュニケーションによるグルーミングにこそセロトニン活性のキーワードがあるのです。

メールやツイッターはこのノンバーバルコミュニケーションを介したコミュニケーションではありません。特にツイッターなどは政治家や著名人も参加していることもあってかなり一般化してきていますが、私はそれは大変危険な状況だと思っています。

顔と顔を合わせた非言語コミュニケーションと違ってSNSやツイッターは文字のみによるコミュニケーションなので、言語脳である左脳しか使われません。

先ほど述べたグルーミングを促す脳は左脳にはなく後述する前頭前野という場所にあります。ですから、通常のコミュニケーションでしていたはずのセロトニン活性は、ツイッターばかりやっているとほとんど行われず、ほぼ確実にプチうつ状態を引き起こすのです。うつになるとセロトニンの安定を失い、心の暴走や過度の依存を生み出します。**時にツイッターを数分おきに更新する中毒症状を起こしてしまう人がいますが、それはネット依存によってセロトニン欠乏を引き起こした結果、依存状態に陥ってしまった結果なのです。**ひどい言い方をするようですが、私からすれば合法的な麻薬中毒とあまり違いはありません。一度やってしまうとやめられなくなり、その世界に依存しないと生きていけなくなる。実際、構造としての依存の仕方は麻薬と同じようなものです。

しかし、人というのは簡易で便利な機能を一度手に入れると致命的な問題が発生しないかぎりしばらくは手放せないもの。しかもプチうつという目に見えない病理に人はあまり関心を持たないものです。さらに、幾多の情報交換のために参加することが仕事の都合上大切な人もたくさんいますし、今やクチコミの最新情報をいち早く手に入れるツールとしては必要不可欠のものともいえます。

ですから、今すぐやめなさい、というのは現実的ではないかもしれませんが、つきあい方を考えなければいけないと私は思っています。**メールやツイッターはコミュニケーションツールではなく、原則としてニュースソースとデータ転送のためのツールとしてのみ利用していくようにするべきだと思います。**

人と人とのコミュニケーションは大切な憩いの時間です。このちょっとした行為によって人の心は健全に保たれていたのです。以前は当たり前に行っていたことをひとつ失うということが、人の健全な心のあり方に大きく作用しているということにもっと目を向けていかなければなりません。

そしてグルーミングは直接的な肌と肌のやりとりによって、より効果的にセロトニン活性を行います。恋人同士が肩寄せあう、友人と遊ぶ、ペットと戯れあうことによって人は大きな安心感と元気をもらっています。人や生き物とふれあうことは、脳を元気にしてくれるエネルギー源なのです。

スマートフォンは不眠の元

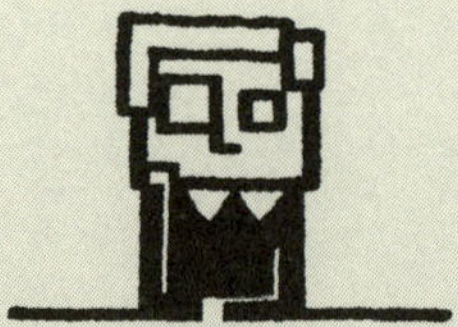

一時期電磁波が体に悪影響を及ぼすということが都市伝説のように広まり、うそかまことかよくわからないけど、どうなんだろうか? と読者のみなさんも不確かな情報に惑わされた覚えがあるかと思います。

電磁波が遺伝子や細胞に与える影響は私にはわかりませんが、**電磁波はセロトニンによってつくられる睡眠に作用するホルモンメラトニンを抑制することは実験によって証明されています。**

セロトニンは朝、網膜が太陽の光を感知すると分泌がはじまります。逆にメラトニンは夜、太陽が沈んで網膜が暗闇を感じると分泌がはじまります。そしてセロトニンが昼の覚醒状態に作用するのに対してメラトニンは夜のリラックスした睡眠を十分に行うことに作用します。それ故にメラトニンが円滑に作用しないと不眠を引き起こすのです。

電磁波はあらゆる電気機器から発生しています。電子レンジやIHコンロ、電気毛布などは電磁波が大量に発生する代表的な機器です。これらの電磁波が出る機器の近くにいるとその影響でメラトニンが抑制されてしまいます。

電磁波によってメラトニンが抑制されるので、当然不眠症になりやすくなります。メラトニンは網膜の奥にある脳の松果体という場所から分泌されるので、電磁波が発生するものを顔の周辺30センチ四方で使うのは、あまりメラトニン分泌にとってはよくありません。

そして電磁波は、携帯やパソコンからも発生します。夜パソコンを使ったり、顔の近くでスマートフォンを使って電話やネットをしたり、枕元に置いておくとメラトニンの分泌が阻害されて寝られなくなる傾向が強くなります。**よく遅くまでネットをしたりしているると寝られなくなるのはこのメラトニンが抑制されてしまうためなのです。**

メラトニンの分泌を促進するためには、メラトニンの原料であるセロトニンをたくさん分泌することです。やはり昼間のうちにセロトニン活性のための3つの働きを十分にしていれば、安眠できるようになります。

不眠症で、夜寝られないという場合は、少しストレッチをしてみたり、散歩をするなどセロトニン活性になることをすれば、メラトニンも円滑に分泌されます。やはりこれも後述しますが、ミルクやバナナなどのセロトニンの原料になるものを食べることもいいでしょう。また、メラトニンを円滑に働かせるために寝る前に必ず部屋の消灯を心がけてください。網膜が暗くなったことを認識するときちんとメラトニンが分泌されて安眠できるようになります。寝る時は必ず消灯して、電気機器は枕元に近づけないように

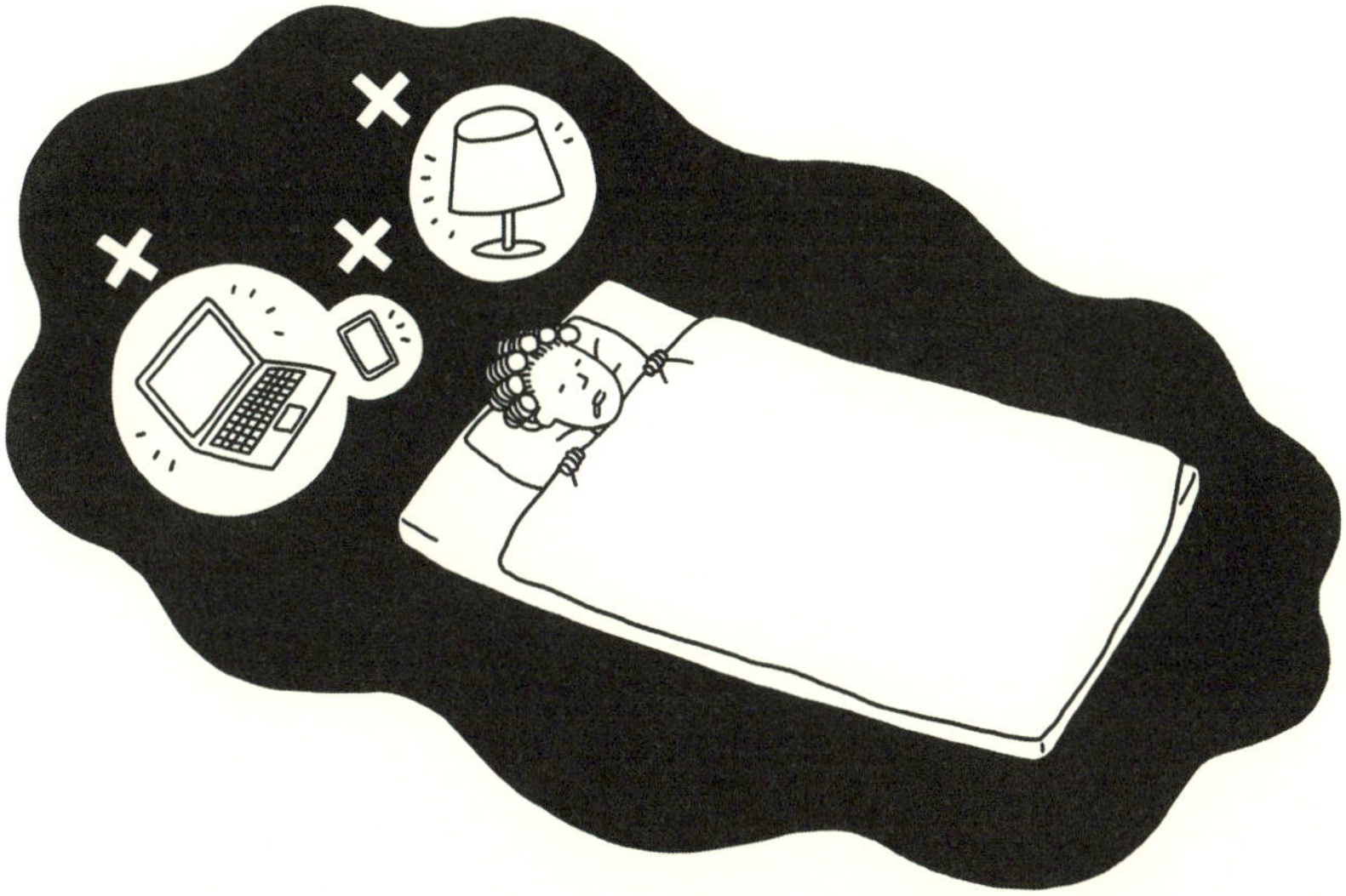

枕元に電気機器を置いておくと不眠症の原因になります

夜型生活は老け顔になる

そしてメラトニンには、睡眠を促すばかりでなく、活性酸素を除去する作用もあります。要するに老化を防ぎ、成人病になることを防ぐアンチエイジング効果があるのです。

時に昼夜逆転生活をしている人が朝寝ていても睡眠時間は十分にとっているから大丈夫と思っている場合がありますが、実は物理的な疲労は解消できていてもメラトニンが働いていません。

老化は進みやすく、アルツハイマー病やパーキンソン病などの成人病にもなりやすくなってしまいます。

ですから昼夜逆転生活を長くしていると老け顔になっていく場合があるのです。夜勤が多い仕事をしている人は気をつけましょう。

逆にきちんと朝起きてセロトニン活性をしていればメラトニン効果でアンチエイジングがなされ、セロトニンによって美人効果が得られますから、太陽の光と同期して生活している人は美しさも健康も一挙両得できるのです。電磁波を大量に発する電気機器を夕方以降に使うことは極力避け、太陽と同期した生活を心がけてメラトニンを正しく分泌する習慣をつけましょう。

くじけそうな時は
何も考えずに
カラダだけ動かす

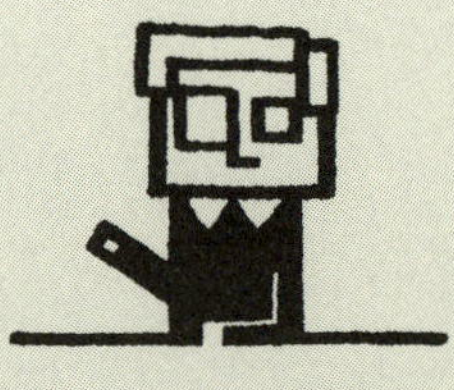

不況のみならず、震災時などのストレスの多い時には、ストレスを感知して脳に危機感をもたらすノルアドレナリンが増えすぎてパニック状態になり、混乱してネガティブなことから抜け出られなくなるものです。そんな時にもセロトニン活性は効果的です。

セロトニン活性3つの働きのうちのリズム運動は、夜でも一人でできることです。

単なる運動ではなく、リズミカルな運動でなければいけません。一般的には歩くこと、ストレッチなどのリズム性の運動です。リズム運動は反復して5～30分かけて一定時間行うことが大切です。通常、ストレスを解消しようと思うと体をゆっくり休ませようと考えがちですが、私はむしろ脳は思考停止して休ませ、肉体は適度に動かす方がいいと考えています。

通常私たちが、忙しく働いている時は言語脳を頻繁に使い、セロトニン活性のないストレスフルな緊張状態にいます。**リズム運動を行う時にはこういった言語ストレスから離れ、無心にリズム運動に集中することが大切です。**この集中するという行為は、実はとても大切なことです。おしゃべりをしたり、携帯メールをチェックしながらの「ながら運動」はよくないのです。

例えば通常、歩く時というのは無意識で自律性の歩行運動をしています。自律性の運動というのは前述した無意識化で働く自律神経による運動ということです。意識して歩く時というのは、脳の別の場所が働きます。**つまり、無意識で歩くのと意識的に集中して歩くのはまったく効用が変わるということなのです。できるだけ他のことは考えずに無心にただただ歩く、という行為に集中して楽しみましょう。**

テンポはミドルテンポで、早すぎず遅すぎず、適度な負荷がかかるくらい。前述しましたがこの「負荷」がかかるということが大切です。特に適切なテンポが決まっているわけではなく、個々人がミドルテンポと感じることができればそれでいいのです。やはり、人それぞれに適度と感じる負荷は違うものだからです。**限界を超えるくらいの運動量は必要ありません。軽く汗をかいてはつらつとした気分になれば十分です。**

なるべく一定リズムを維持するために、歩く道もやはりなるべくストレスのない広い道を選びましょう。入り組んで曲がりくねった小道や人通りの多い道ですと、視覚的ストレスも多いですし、リズムよく歩くことも難しくなります。

自分なりの気持ちのいい散歩コースを見つけて習慣づけてみましょう。

ストレッチの場合も同じく、いろんなストレッチをせわしなくやるよりも同じ運動を一定時間反復する方が効果的です。

腹筋やスクワットなどの激しく筋力を使う運動でも効果的ですが、首回しや肩回しなどの簡単なものでも十分です。やはりハードに疲労するほどやるよりも適度に反復して行うことの方がより効果的です。**どんなものにしても、疲労を感じるほどやると逆にセロトニン効果がなくなってしまう場合があるのでご注意ください。**

私はデスクワークが多いので、肩こりになりやすく血流を良くするためにもよく首振り運動をします。

椅子に座ったまま、若干頭を前傾気味にして首を左右に振るだけです。１００回もやるとリズム運動によってセロトニン活性が起きるのと同時に肩から首回りの血行が良くなってすっきりとするのです。ちょっとひと息ついてリフレッシュしたい時に最適なので、デスクワークの多い人は一度試してみてください。

もちろん寝られない時やストレスフルでどうにもならない感情の時も、休息するよりリフレッシュのための軽い運動を習慣づけることができると、今までいくらゆっくりと休息してもとれなかった疲れが簡単にとれてしまう場合もあるのです。

呼吸は「吐く」が心を救う

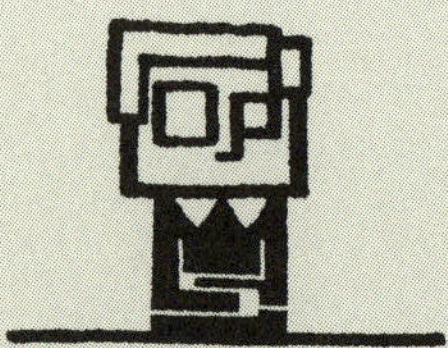

このリズム運動の中には歩く以外に人の生命活動に欠かせない行為もあります。それは「呼吸」です。

私たちは毎日呼吸をしていて、呼吸をしないと死んでしまうわけですから、呼吸をすることがセロトニン活性につながるならば、放っておいても常に分泌しているのじゃないか？　と思いがちですが、それは違うのです。

ここでもやはり無意識の自律性の呼吸ではなく、意識的な呼吸法が大切です。

私たちが普段行っているのは、横隔膜呼吸というお腹を膨らませる時に腹筋を使いながら「吸う」という方法なのですが、**セロトニン活性の時にはその逆にお腹を凹ませながら「吐く」時に腹筋を使う腹筋呼吸という呼吸法をします。**

この腹筋をしぼりながら「吐く」ということに意識を向けることが大切です。吸う時は鼻から吸うように意識し、吐く時はどちらからでも構いません。大体吸う1対吐く2の割合でとにかく「吐く」ことに意識を向けるのです。

この呼吸法は座禅では丹田呼吸法といいますし、ヨガにおいても同じような呼吸法があります。この腹筋呼吸法に心を浄化する作用があることは、禅の開祖であるお釈迦様が悟りを開いた時に発見したことでもあるのです。

座禅においてこの呼吸法は、丹田といわれるちょうどへその下あたりに意識を集中させて行うために丹田呼吸法と呼ばれています。腹筋呼吸に意識を集中しにくい時は、この丹田に意識を向けるとかなり円滑に呼吸ができるようになります。

やはり歩くことやストレッチ同様、5〜30分くらい続けると効果が現れます。

このような瞑想呼吸を行おうとする時には目をつぶって行ってしまいがちですが、目は極力開けて行うと効果的なのです

なぜなら、目を開けて呼吸法を行った場合とただ目を閉じている時では、検出される脳波が違うからです。私は実際にその呼吸法と目の開閉の違いによって検出される脳波を検証する実験を行ったことがあります。

人は、目を閉じているとα波というリラックスしてゆったりした気持ちにさせる脳波が出ます。これは温泉に入ったり、寝ようとする際など、かなりリラックスした状態になった時に出るものでもあります。ところが、少しだけ目を開けて座禅でいうところの「半眼」状態で丹田呼吸法を行うと、目をつぶった時とは違う、少し速い脳波が検出されたのです。この脳波はα2と呼ばれ、**α波がゆったりとした睡眠に近いリラックス感を演出するのに対し、α2はスッキリとしたみなぎる覚醒状態をつくり出すのです。**

このα2のスッキリ感こそセロトニンがもたらす覚醒なのです。

仏様の表情にも見られる「半眼」というのは半分は外の世界を見て、半分は内面に目を向けるという大変バランスのとれた精神状態をつくる意味合いもあり、そういう意味でセロトニンの脳科学とも見事に合致するのです。

ただし、半眼で効果があるのはお寺などの静かなストレスのない穏やかな場所が条件となります。満員電車や被災直後のようなストレスの多い条件下ではむしろ目を閉じて行った方がちょうどよい場合もありますので、自分の精神状態に合わせて呼吸法を考えるといいでしょう。

この呼吸法は単独でのみならず、前述した歩く時やストレッチをする時にも意識しながら行うとさらに効果的です。

特にウォーキングの時やジョギングの時などに「吐く」ことを意識すると二重のリズム運動になり、より効用は強くなるでしょう。

「笑う門には福来る」は ホント

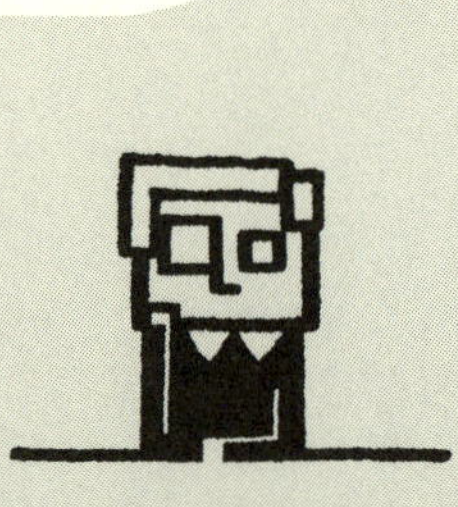

歩いたり、吐く呼吸を意識することの他に「笑う」ことも実はリズム運動なのです。**人が大声を出して笑う、という時には、腹筋を使ったリズム運動をしています。**よく「腹を抱えて笑う」ということがありますが、腹を抱えるのは腹筋を使っているからなのです。

ですから、笑いによって得られる幸せな感覚は、感情的な喜びによるものばかりでなく、リズム運動によるセロトニン活性も含まれているのです。

よく笑ったあとには、なにか気分がスッキリして気持ちよくなっていることがありますが、それはセロトニンの作用によるものなのです。

運動もあまり得意ではなく、太陽の下に出る機会が少ない人は、テレビのお笑い番組を見て笑うことでストレス解消をすることは実はかなり有効なのです。

鬱々として気分がすぐれない時は、他愛のないお笑い番組を見て大いに笑ってください。できれば声を出して笑うくらいの方が効果があります。声を出して笑うと通常より腹筋を使うので、思いきり笑うほど効果があると思います。テレビで見るのみならず、お笑いライブや落語を観る習慣があればなお良いです。人と会うことのグルーミング効果も生まれますし、なにより外を出て歩くということもセロトニン効果があるからです。

機会があれば積極的に人に会い、笑いのあるコミュニケーションをすることは十分にストレス解消になるということです。リズム運動としての効用ばかりでなく、笑うことによって人は精神的にも前向きになることができます。下を向いてネガティブな事柄にばかり目を向けていても、何の得にもなりません。ひたすらストレスを蓄積し、セロトニン欠乏状態になり、マイナスがマイナスを生む最悪の状態をもたらします。

もちろん、世の中のすべての悪い事象に目を向けるべきではないということではありません。時に危機管理のために知るべき事柄はあるかもしれませんし、昨今の社会問題の多くが私たちの無知からきていることは、大きな震災を経験したことで思い知らされたことでもあります。

一方で、心にケガを負うほどにひたすらに危機に目を向ける必要があるかといえば、決してそんなことはありません。**娯楽や休息というのは、日々のストレスを緩和し、より有意義な社会生活を送るために必要不可欠なものです。**たくさん笑って日々のストレスを拭い、新たな労働意欲をつけるための力にしましょう。

より円滑に労働するための上手なオンとオフの切り替えができるようになると上手にストレスとつきあえるようになります。

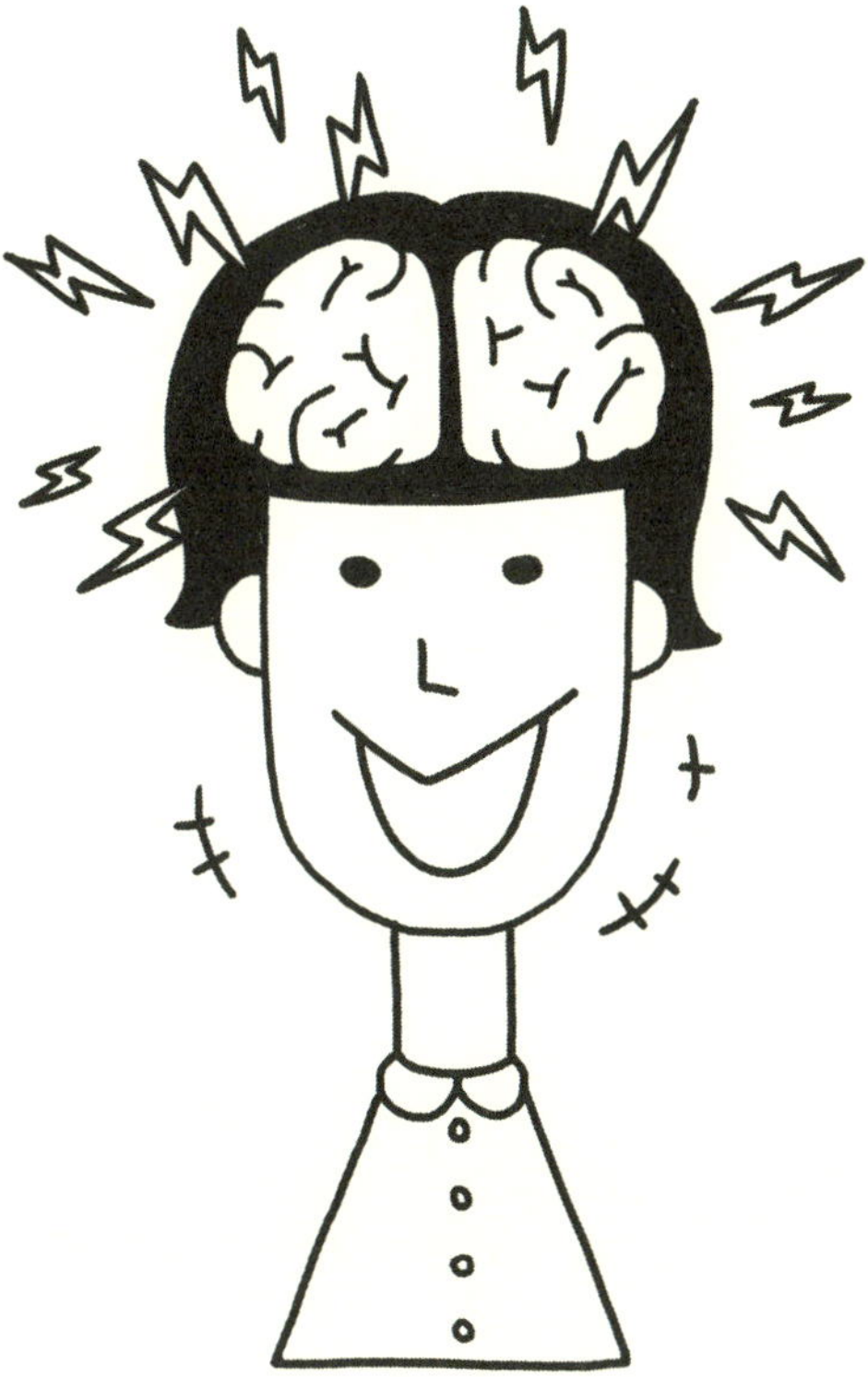

笑いは脳を元気にする効果があります

歌を口ずさめば 幸せがやってくる

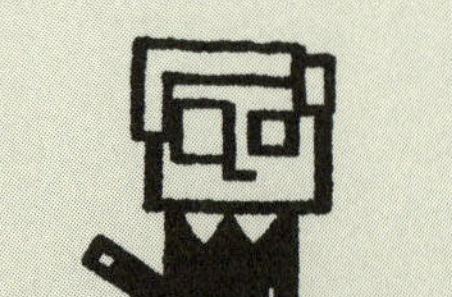

笑うこと同様、歌を歌うこともやはり腹筋呼吸によるリズム運動です。

ですから、カラオケに行く習慣がある人がわりと心が健全であったり、オペラ歌手がはつらつとした雰囲気を携えているのは、日々の生活に歌があるからなのです。

そしてブルースやソウルミュージックというのは、苦しい生活を強いられてストレスフルだった黒人たちが、心を奮い立たせ、元気になるために生まれたストレス解消のための歌でした。**つまり、歌を歌うことは低賃金労働者の生きる糧になっていたのです。**

日本においても、さまざまな労働歌があります。労働歌というのは、まさにストレスの多い労働の時間に心を潤し元気にするための大きなストレス解消ツールだったのです。田植え歌、炭坑節など厳しい労働環境にある人はみな歌を歌うことによって元気づけられてきました。

ストレスを感じた時は、好きな歌を口ずさんでストレスを解消していくというのもひとつの方法ですし、カラオケに行って思いきり歌うというのも良い選択です。逆にいえば歌を歌う環境に身を置けば決してストレスに屈して落ち込むことはなく、いつも元気で明るい気持ちでいられるのです。

第2章

いま、一番大切な脳活

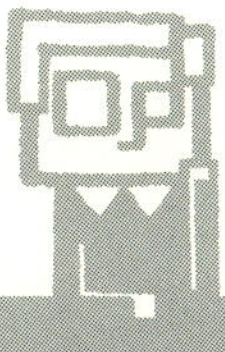

超ハッピーは
がけっぷち

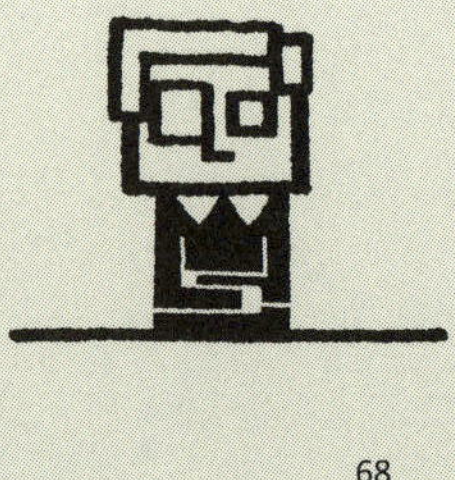

さて、セロトニン活性の働きがどんなもので、どんな効果があるのかだいぶわかってきたでしょうか？　太陽を浴びたり歩いたり、人とふれあったりすれば鬱々とした状態から脱出することができ、果ては美人効果まであることが脳科学的にもわかってきたかと思います。

でも、まだまだセロトニンには心を救うさまざまな効用があり、この苦境に立たされた現代に一番必要とされる脳活もセロトニンの効用の中にたくさんあります。そのひとつが、このストレス過多な状況下でいかに心の暴走を抑えるかということです。それは脳科学的にいうと、情動に作用する脳内物質ドーパミンやノルアドレナリンのバランスを保つという作用です。

その効用の意味を知るためには、まずドーパミンやノルアドレナリンの仕組みをきちんと説明しなければなりません。

まずは超ハッピーで知られるドーパミンについて説明しましょう。

ドーパミンは一般的には恋愛をした時の多幸感を得た時に分泌されるものと認識されていますが、実際にはもっといろんな作用があります。

恋愛の時の多幸感というのは、実は異性を渇望し、結果としてその渇望が達成された時に与えられたある種の「報酬」によって得られる感覚です。この際の「報酬」というのは「欲」に対する対価のことを指します。金欲、食欲、性欲など、人にはさまざまな欲がありますが、お金、財産、食料、異性、これらの欲に対する対価のすべてが報酬なのです。つまり、恋愛に限らず**人が何かの欲望に基づいて渇望し意欲を持つことによって「報酬」を手に入れると多幸感が生まれるのです。この報酬に基づいて渇望し意欲を持って得られるであろう多幸感に向かって切磋琢磨する「渇望」「意欲」「多幸感」のすべてのプロセスにおいてドーパミンが働いています。ドーパミンが医学的に報酬系といわれるのはそのためです。**

食品会社は食料品を、宝石や服飾業者は指輪やおしゃれな服を宣伝して渇望させ、意欲を持たせて消費者に買ってもらいます。そして次の宣伝をすることによってさらなる渇望をもたらして、終わりなきドーパミン原理を確立しているのです。

このドーパミンは、意欲を見いだすには必要不可欠なものですが、ネガティブな側面もあります。それはむやみに出続けると「暴走」と「依存」を生むことです。

暴飲暴食、恋愛中毒、衝動買いなどはすべてこのドーパミンが生み出したものです。**こういったドーパミンの暴走を抑え、依存を和らげるのがセロトニンの役目なのです。**

このドーパミン原理の典型ともいえるのがバブル経済とその崩壊です。バブル期の80~90年代の日本の世相を思い出してみてください。きらびやかなブランド服に身を包み、スポーツカーに乗ることをステータスとして、欲望のままに浪費の限りを尽くすことが価値の中心にありました。

このバブル崩壊という事象は、ドーパミン原理の破綻の典型ともいうべき事象でした。この欲に基づく価値観はいってみれば市場原理と個人主義のことです。自由に競争し、努力した人が報われるシステムというのは、大変いいものではありますが、一方で自己中心的で個人的欲望さえ満たされればいいという悪い価値観も生んでしまいました。

この日本人の価値観の行き過ぎた変容が、暴走と崩壊を生んだのだと私は思っています。そしてそのバブルコンプレックスが未だに根強く残っているために現在の不況や非生産的な状況を生み出しているような気もしています。

しかし、そのバブル期のちょっと前、高度経済成長期の日本は、バブル期の日本とは違い、理想的な思想体系と社会状況にあったと私は思っています。

まだ大家族という概念があり、近所づきあいをするのも当たり前でしたし、昼夜逆転生活ということもほとんどなく、貧困層も中流階級もふれあいによるグルーミングの習慣があることで適度に欲は抑え込まれ、心は健全に保たれていました。

今以下か今と同じくらいの社会状況だったかもしれませんが、グルーミングや健全な生活習慣があることで心は非常に強く豊かな状態にあったのです。

お金をたくさん稼ぎたい、良い服を着たい、もっと良い家に住みたいと願うことは大変良いことです。しかし、これらの欲にとりつかれて大切なことを忘れてしまうと暴走と破綻が待っています。

ましてや今はドーパミン的報酬が、渇望しても得られないということもかなり多く、この原理に基づいて生きるには少し無理があるのかもしれません。

私は現代にバブル期のような経済的繁栄が必要なものだとは少しも思っていません。必要なものは最低限必要な生活力と必要最小限の豊かな環境です。

太陽を浴びて体を動かし、人とふれあうことで心は健康になり、持続的な幸福感を得ることができます。そして、適度な欲によってそれなりの多幸感も得られます。

最大を求めるリスクよりも、最小限の幸福の中の安心感が一番大切なものだと私は常日頃思っています。

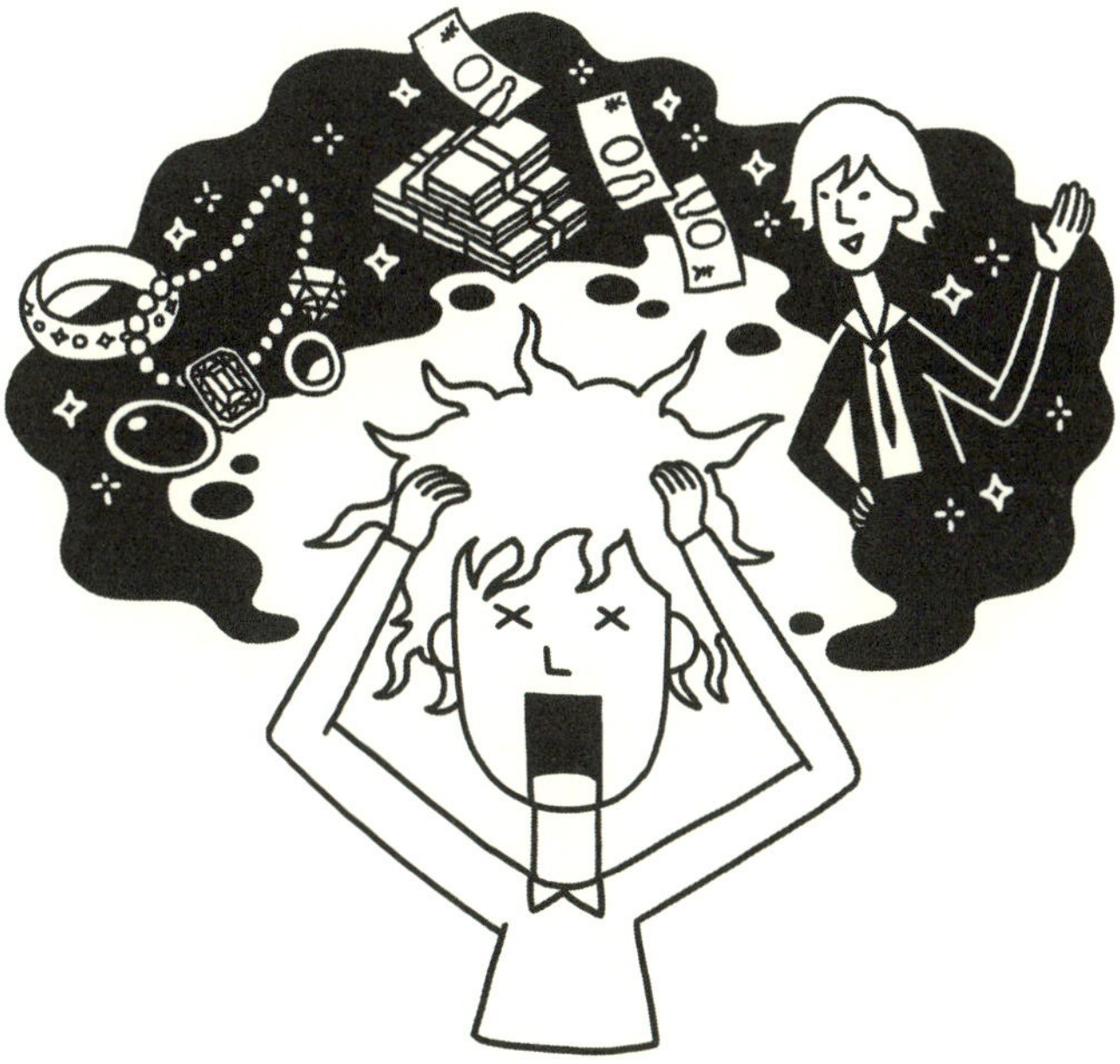

欲は求めすぎると暴走と破綻を生み出します

「萌え」はあぶない

このドーパミン原理の現代版が秋葉系「萌え」文化なのです。

意欲とその報酬としての多幸感を司るドーパミンは、その多幸感を得るための渇望を必要とします。渇望というのは得てしてストレスを伴うものです。

これを私はドーパミンの「渇望ストレス」と呼んでいます。

その渇望ストレスを非常に上手に引き出し、依存状態をつくり出しているのが昨今の萌えムーブメントなのです。決して実体として手に入れることができない華やかな二次元アニメや心ときめく異性のひな形＝ドーパミンそのもののようなアイドルに恋心を抱き、バーチャルな異性に依存して生きる。「実物の人間より癒される」とよく言いますが、実はそれは癒されているのではなく満たされているというのが正しい表現であり、グルーミング効果のない危うい傾向にあります。

なぜなら実際の恋愛関係ならば、最初はドーパミンによってときめきを感じ、相手を渇望しながら追い求めますが、それが達成された時にはふれあうことによるグルーミングが起きるのです。それによって人は心が安定し、適度なバランスを保ちながら意欲に燃えるという好循環を生み出すのです。

しかし、それが達成できず、多少なりともグルーミングなどのセロトニン効果が生まれないとドーパミンの依存と暴走状態を引き起こしてしまいます。いってみればテレビゲームをやっているのと同じ状態です。ゲームをクリアしようと躍起になって意欲的に取り組み、クリアするという報酬が得られると多幸感で充足される。心の安定感は生まれないので、また渇望してもう一度クリアできるまでやり続ける。少しでもゲームに夢中になった経験がある人ならばよくわかると思うのですが、そこにセロトニン的安定感や持続的ハピネスはなく、ただただ一時の充足感を得たいがためのドーパミンゲームがあるだけなのです。

今は多くの人たちがネットから流行を探るので、すべてがデスクトップ上で完結できる萌えアイドルに渇望ストレスを敏感に働かせる人たちが日々増殖していくわけです。また、この流行の背景にはもっと根本的な問題もあると私は思っています。**それはドーパミンの働きである意欲そのものの日常の中における欠如にあります。**つまり、人々の多くが不況や不健康な生活習慣の影響で、仕事や異性に対するそもそもの意欲が持てない状態にあり、ネットやテレビで見つける萌えアイドルにのめり込むことによってしか意欲を見いだせない状況になっているということです。

仕事に意欲を燃やしても良い結果が望めない、自分が正しいと思う答えに向かって意欲を燃やしても、それが絶対の正解ではないという良くも悪くも多様な状態にあり、必ずしも意欲が報酬につながらないという社会状況が多くの人の意欲のベクトルを間違いなく報酬をくれる萌えに走らせたのではないかと思います。

萌えアイドルは絶対にいつも可愛いままで、いつも無垢な笑顔をなげかけてくれます。「絶対」がない不安感を解消してくれるのが萌えアイドルしかいない現状の社会状況に問題があるのは否めません。

しかし、**暗い自分の部屋の中で湧き起こる萌えは、やる気の源になることはあっても心の安定と本当の意味での幸せをもたらすことを忘れてはいけません。**

人は幸せになるために日々生活していますが、ドーパミンで得られる多幸感は一過性のもので持続的ではありません。セロトニンで得られる確かで豊かな幸福感は持続的でさまざまなモチベーションにつながります。

行き場のない幸せのありかを萌えに求めてしまうのは、仕方ないことかもしれませんが、どこかで本当のふれあいや絆を見つけられるのが最良の選択です。フェイス・トゥ・フェイスのコミュニケーションを日々怠らない生活をしましょう。

危機は千手の力を引き出す

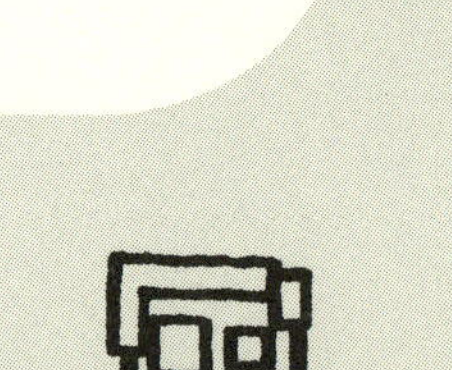

さて、セロトニンが暴走を抑える作用をするのはドーパミンだけでなくノルアドレナリンに対してもあります。

「アドレナリンが出てきた！」という時は、大抵なんらかの興奮状態にある時です。スポーツの試合観戦中、本番前やプレゼンの前など、緊張してストレス状態になるとノルアドレナリンが活性化されます。この緊張状態はいってみればストレスそのものです。**そしてノルアドレナリンの場合「危機」というストレスを感じることによって「集中力」を演出するのです。**

試合前などもそうですが、事故に遭う直前、災難に遭遇した時などに私たちはノルアドレナリンを活性化させて「逃走」か「闘争」かを判断し集中力を高めます。

例えばクマに遭遇して危ない目に遭った時、危ないという認識をして戦うか逃げるかという判断ができなければ人はケガをしたり、死んでしまったりします。そういう意味では、ノルアドレナリンは生きていく上で欠かせない脳内物質なのです。

また、この集中力を働かせる際に、たくさんの情報を一度に処理してひとつの答えを導き出すという「ワーキングメモリー」が作用するのもこのノルアドレナリンによるものです。このワーキングメモリーは、現代に生きる社会人にとってとても大切な機能です。

世の中にはいろいろな可能性や情報が無数にあり、それを取捨選択して正しい答えを導き出す必要性が日々たくさんあります。ところがこのワーキングメモリーが働いていないと世の中にあるいろんな可能性そのものが見えてきません。

そして、的確に集中して考えることができずに、ネガティブな事柄に執着して正しい判断ができなくなってしまいがちになるのです。

要するにワーキングメモリーは柔軟な発想を導く脳でもあるのです。

聖徳太子は一度に何人もの話を聞き分けたといいますが、こういった能力こそ鍛え上げられたワーキングメモリーの成果といえるでしょう。

また、聖徳太子とゆかりの深い千手観音は千の手のそれぞれに目を持ち、どんな事柄も救済しようという慈悲の広大さを表す菩薩です。この千手観音の千の手を差し出す力こそワーキングメモリーの効用そのものなのです。

さまざまな危機を感じとり、それを瞬時に解決して最善の選択をしようとする力は、一筋縄では解決することが難しい多様さと不況が混在する現代において、柔軟な判断力を養うように作用する大切なことなのです。

ところがこのノルアドレナリンにもドーパミンと同じ弱点があります。それはコントロールできなくなるとパニック状態になるということです。

まさに諸刃の剣のようなもので、きちんと働けばものすごい力を発揮するのですが、行き過ぎるとボロボロの結果を生んでしまう場合があります。テストの前やプレゼンの時に緊張しすぎて何もできなかったというのは、ノルアドレナリンがコントロールできずに破綻してしまった時に起こることなのです。

このパニックを防ぐのがセロトニンなのです。

セロトニンはドーパミン同様、ノルアドレナリンの暴走を抑え適度な緊張感をつくり出します。

時にスポーツ選手が試合前などに座禅をすることがありますが、座禅をすることは精神統一をするばかりでなく、セロトニン活性をすることでノルアドレナリンによるパニック状態を抑え、集中力とワーキングメモリーを最大限に発揮する手助けをしてくれるのです。

要するに危機感やストレスを与え続ければいくらでも柔軟な発想ができるようになるわけではなく、適度にセロトニン活性をしなければやはり破綻してしまうのです。

世の中の達人や職人といわれる人はこのノルアドレナリンとセロトニンのバランス感覚が絶妙に優れています。また、近しい人でバリバリ仕事ができるタイプという人を思い浮かべてください。彼らの多くが、スポーツや散歩をする習慣などのメンタルヘルスに対する対策をしていることが多いものです。

それは運動によって肉体を鍛えたり、健康維持のためのみならず、脳も鍛えて効率の良い仕事をするために、セロトニン活性が不可欠なものであるからなのです。

このようにセロトニンは、脳の中で起こるさまざまな事象を制御する役割を担っています。特にドーパミンやノルアドレナリンという心の情動を司り、放っておくと危険な状況に陥りやすい脳内物質を絶妙にコントロールできるということは重要なことです。

仕事や生活を円滑にこなし、欲を抑え、無駄を減らして生きていくというもっとも現代的で有意義なライフスタイルをつくり出すのに最高の脳内物質といえます。

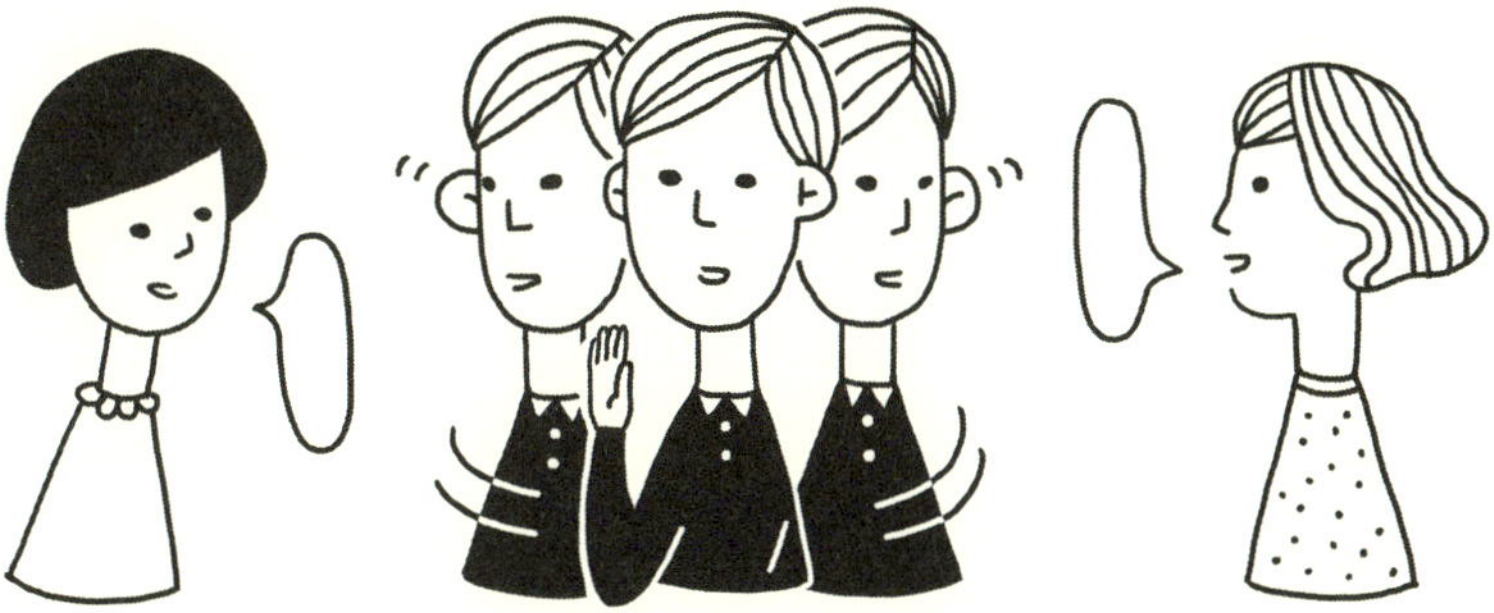

ノルアドレナリンが上手に働くと千手の力を発揮できる

毎日5分を
3カ月続ければ
モヤモヤ解消

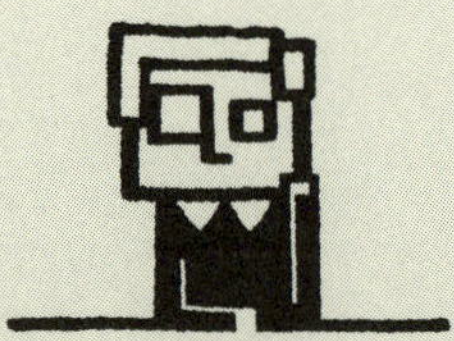

日々の過労、震災による過度のショック、ネット依存などさまざまなストレスで心にかかってしまった黒い影はなかなか消すのが難しいもの。

ちょっと運動をしたとしても一時的にはスッキリしますが、すぐにまた日々ふりかかるストレスで滅入ってしまうものでもあります。

また、「継続」が大事だとしても、一体どのくらい踏ん張ればある程度の結果が見えるのか、目標がわからないと努力することも難しいものです。

それでは、セロトニン活性のためのトレーニングはどのくらい続ければきちんとした効果が現れるのでしょう。

もちろん症状や個人個人の傾向によって違いはありますが、大体3カ月たつと目に見えた効果が現れると考えられます。

この3カ月というのには、ドーパミンやノルアドレナリンになくて、セロトニンにだけある機能が関係しています。それは「自己抑制」の回路です。

通常、脳内物質はドーパミンやノルアドレナリンのように活性化が進むとずっと出続け、特別な作用がないかぎり刺激を受けた分だけ出し続けて暴走してしまうものです。

ところがセロトニンにはこの暴走をみずから未然に抑え、分泌を抑制する回路があるのです。

この作用を説明するためには、セロトニンの神経伝達物質としての働きを知る必要があります。

セロトニンは通常、脳幹のセロトニン神経から軸索という神経のケーブルを脳全体に延ばし、インパルスを出して神経と神経の結合部分であるシナプスにセロトニンを分泌しています。

このインパルスは、セロトニン活性が正常にされていると一定量をセロトニン神経を介してシナプスに出し続けます。シナプスに放出されたセロトニンはさまざまな形で受け渡され、心の安定感や平常心をもたらし、ストレスを解消するように働くのです。しかし、脳がストレスを感知するとこのインパルスは弱まってセロトニンのシナプスへの分泌も減っていきます。

それによって単純にセロトニン欠乏になる、ということではありません。

このインパルスが流れる軸索は、他のシナプスへのみならず、インパルスを発しているみずからの神経細胞へも延びてセロトニンを自分へも放出します。そうすることでセロトニンの分泌量を認識し、どれだけの量が出ているのかを確認し、自己制御をする能

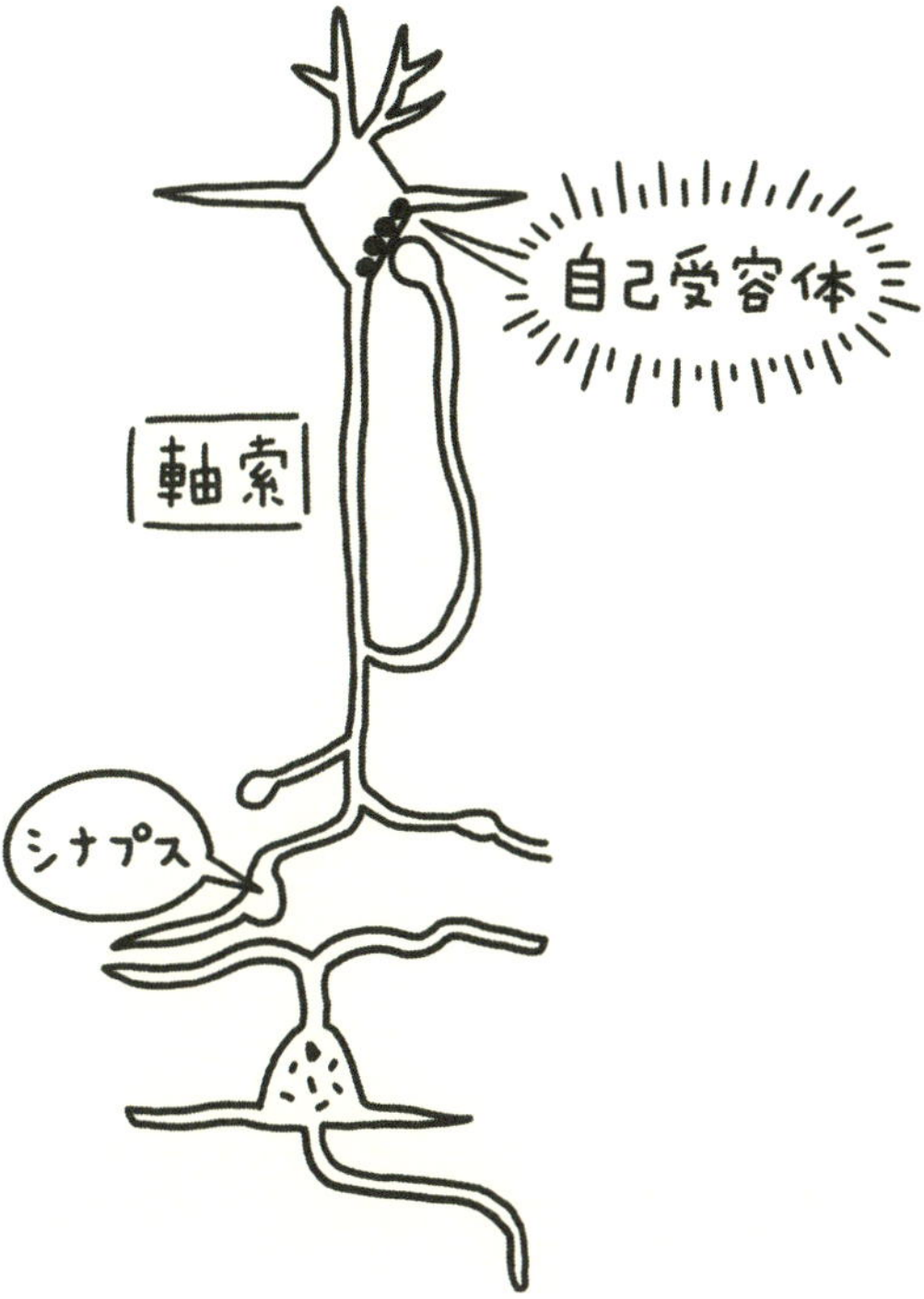

セロトニン神経は自己受容体によってセロトニンの量を調節できる

力があるのです。

この自分の神経細胞に戻ってくるシナプスから出てくるセロトニンを神経細胞で受け止める仕事をしているのが「自己受容体」です。この回路こそドーパミンやノルアドレナリンにはなく、セロトニンにしかないものなのです。そしてこの自己受容体の存在が、3カ月というセロトニン習慣を最低限続けるべき期間と密接に関係しています。

この自己受容体は、シナプスの隙間＝シナプス間隙のセロトニンの量が減るとセロトニンとなるべくたくさん結合しようと増えはじめ、シナプス間隙のセロトニンの量が増えると取り込みすぎてしまうので、結合を減らそうと自己受容体は減っていくのです。

セロトニン欠乏状態の人は、シナプス間隙のセロトニンが少ないので、可能なかぎりセロトニンの結合を増やすため、自己受容体はたくさん持っているのです。そのため、**セロトニン活性のトレーニングをはじめた時点では、出したセロトニンの多くが自己受容体に結合してしまい、自己抑制回路も積極的に働いてしまうので、なかなかモヤモヤ感を継続的にとるのは難しいのです。それ故に3週間目ぐらいまでは、ちょっとうつっぽくなってしまう場合もあります。**

しかし、3週間を過ぎ、大体3カ月もたつと自己受容体が減りはじめ、セロトニンは存分にシナプス間隙に満たされ、中途半端に感じていた頭のモヤモヤ感がとれて、心身ともに健全になっていきます。

毎日のように続けるのがつらいと感じても「3カ月続ければ楽になる」と言い聞かせてがんばれば結果はおのずとついてくるものです。

また、3カ月続けることができれば、その後はむしろやらないと気分が休まらないというくらいにトレーニングが好きになってしまうこともあるのです。日常的に持続できるものを確実に毎日続けてみましょう。

もちろん、トレーニングをすることによって一時的にセロトニンの量が増えるので、当然短期的に効果がないわけではありません。確実に心のもやを消すには最低3カ月ということです。ですからなおさら継続できることが大切になってきますので、自分なりに無理のない習慣を探してみましょう。

非常事態に強くなる共感する力

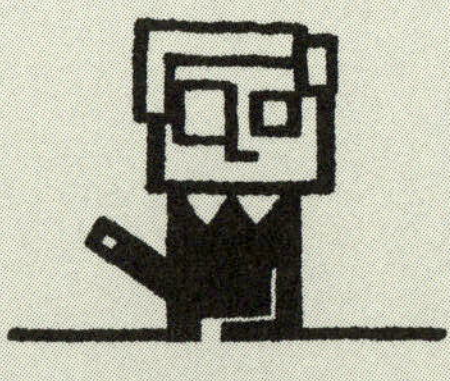

大震災の時にはさまざまな情報におどらされ、軽度のパニック状態に陥った人たちがたくさんいました。**こういった時には危機感が強く作用し、おもにノルアドレナリンが作用して集中して情報を収集しようとします。**

たくさんの人がテレビやパソコンの前に張りつき、ひたすら新しい情報を得ようと躍起になりました。

しかしこの時、**セロトニンが働く要素はまったくないので、依存と暴走がはじまってしまうのです。**

情報の前から離れられなくなり、気づくとパニックになっている自分がいます。パニックになった人は、暴走する心を止められず、みずから得た不確定な情報をさらに精査することなく流布してしまいます。このノルアドレナリン原理による悪循環が多くの混乱を招きました。これは一部の人にいえることではなく、確かな情報を得ようとしたすべての人たちが一度は経験した事象だと思います。

このような非常事態に、パニックになることなく冷静かつ慎重に、間違いない判断をくだすことができるようになるための脳科学的プロセスを説明いたします。

そのためには「前頭前野」という「できる脳」の説明をしなければなりません。

集中力や意欲など、人が人らしくエネルギッシュかつ冷静に物事を判断し、さらに直感力さえも発揮して働く脳は、脳の前方の額の周辺「前頭前野」に集中しています。

ここではこれまでに説明したセロトニン、ドーパミン、ノルアドレナリンが効果的に働く場所です。ドーパミンの働きである意欲に作用する意欲脳、ノルアドレナリンの仕事への集中力を促す集中脳の他、セロトニンによる共感と直感を促す共感脳、そしてやはりセロトニンが作用し、円滑な脳の切り替えに働くスイッチ脳があります。

有事の際、正しい選択をするための直感力を研ぎすまし、意識を意欲的に情報に向け、適度に集中し、時に気持ちを切り替えてバランスをとるのです。

そして、この「できる脳」を活発にさせるスイッチも実はセロトニンが作用していいます。散歩やふれあいなどのセロトニン習慣を行うと、はじめに共感脳の血流が上がります。そしてその後、セロトニン神経を刺激し、セロトニン神経が前頭前野を活性化させるというプロセスがあります。**いってみれば共感脳が、前頭前野の起動ボタンとなっているわけです。つまり、人に共感し、直感力を発揮できる人は「できる脳」が円滑に活性化できるといえます。**

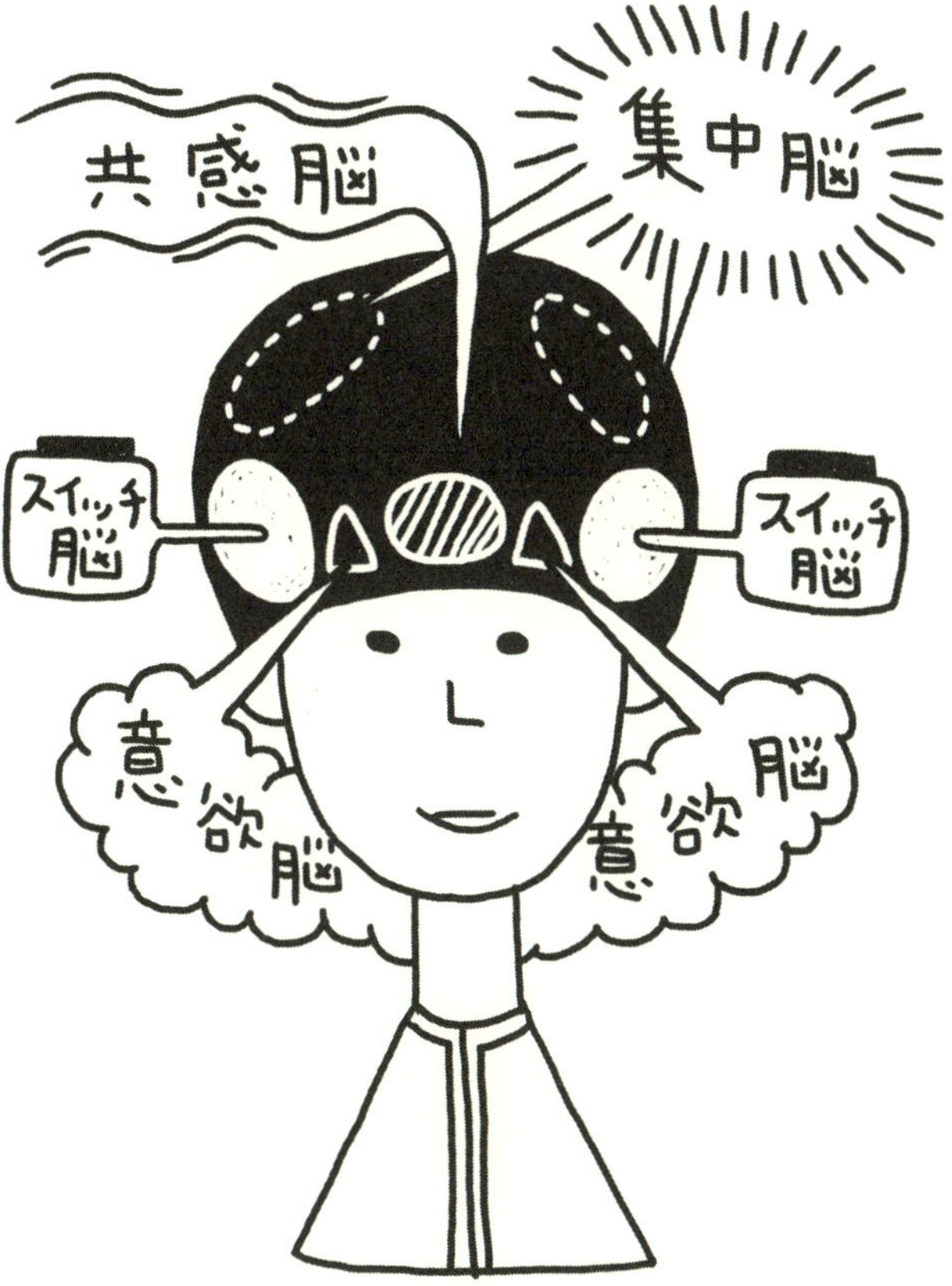

前頭前野の仕組み。ノルアドレナリンが働く集中脳、ドーパミンが働く意欲脳、セロトニンが働く共感脳とスイッチ脳があります

キレずに くじけないための スイッチ力

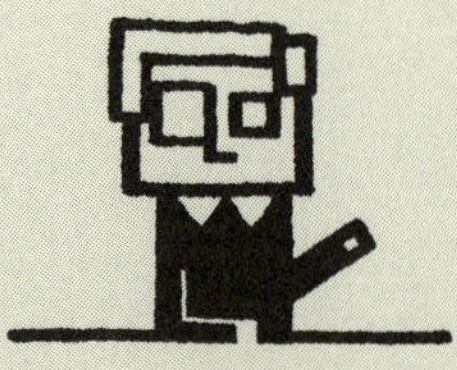

さて、それではその前頭前野のそれぞれの役割を説明しましょう。

ドーパミンが作用する意欲脳は、すでに述べましたさまざまな渇望に基づく意欲をもたらします。ただ、この意欲に基づく報酬によって得られた多幸感は別の場所からもたらされます。この意欲脳はドーパミンの意欲に関する部分に作用する場所なのです。

そしてやはり、ノルアドレナリンが作用する集中脳も前述した通り、ストレスに基づいてワーキングメモリーを働かせ、集中して物事に取り組むように促します。

これらの2つの作用に関してはすでに説明しており、有事や社会生活において重要な役割を担うことは了解済みだと思います。

これらの他のとても大切な前頭前野の役割をここでは紹介したいと思います。

まずは、スイッチ脳からです。

スイッチ脳は、こめかみの上あたりの両側にあります。**ここにセロトニンが作用してひとつの執着から離れて適度に気持ちを切り替えるように働きます。**人が何かの作業をしている時、ひとつのことに執着して集中することも大切ですが、適度に切り替えないと暴走してしまうものです。そして暴走すると人はキレます。**この衝動的にキレることを抑制し、別のベクトルに気持ちを変化させてくれるのもスイッチ脳の働きです。**

例えば大震災の際でいえば、確かな情報を得るためとはいえ、重いニュースや必要な情報ソースにひたすら執着しているとだんだんイライラしてきてフラストレーションでいっぱいになり、それこそ鬱々とした状態になっていた人も多かったかと思います。

それが限界に達すると、キレてパニックになります。

その構造は脳科学的にいうと強いストレスが断続的に加わってノルアドレナリンが暴走したことによるものです。

この時、スイッチ脳がきちんと機能していれば、ネガティブな状況からスムーズにポジティブな事柄にスイッチできたはずです。

ですから、危機的な状況が迫るほどにストレスが増え、ノルアドレナリンは暴走する傾向になるので、ストレスが多い時ほどセロトニン活性が必要と考えるべきなのです。

ストレッチや呼吸法を実践してみたり、散歩をする程度でも構いませんし、友人や家族と他愛のないトークをするだけでもいいのです。

どんなに厳しい状況でも、適度に気を抜かないととても本来フル活用するべきワーキングメモリーが働いてくれません。危機的状況でたくさんの情報を適宜取り込み、適切な取捨選択を促す集中脳もセロトニンがうまく作用しないとパニック状態になってしまいます。

つまりは、どんな状況においても内にこもることなく、オープンに人と関わり続け、時に体を動かし、太陽の恩恵に浴することを欠かしてはいけないのです。

それさえ忘れなければどんな苦境に立たされても辛抱強く、幾多の情報に惑わされることもなく、自分の判断を信じて生きていけるものです。

適度に気持ちをスイッチし、必要な時には集中して問題に取り組む。この作用をするためのスイッチ脳と集中脳は、とても大切な役割を担います。

危機が迫った時のみならず、多忙な毎日を送るストレスの多い人々にとっても有用なものなので「ちょっと気持ちを切り替えないともたないな」と感じたら、散歩に行くとか、友達とお茶しに行こうなどと考えるといいかもしれません。

長期的にひとつのことに執着し「できる脳」をつくるためには、短期的には体を十分に動かしたり太陽を浴びたりという積極的な変化や動きが必要ともいえるのです。

あきらめないでひたすら前進するためのセロトニン習慣をつけましょう。

直感は鍛えられる

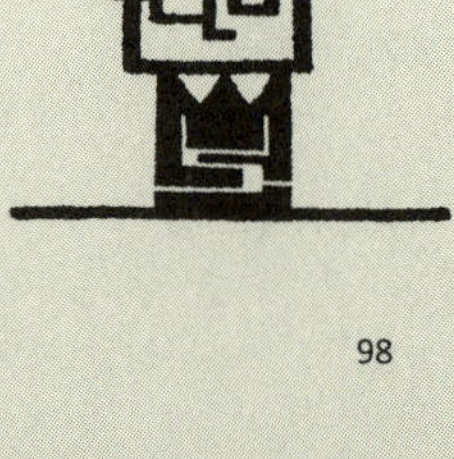

さて、最後は、「できる脳」＝前頭前野においてもっとも大切な部分である共感脳について説明いたします。

共感脳は、ちょうど額の中心、大仏でいうところの「白毫《びゃくごう》」に当たる部分にあります。みなさんご存知の奈良の大仏の額についている突起物のことです。

この「白毫」というのは、実は仏様についている白く長い毛が右巻きに丸まったものです。仏教的には、ここから慈悲の光を放ち、世界を照らすとされています。私は特に宗教的な信仰心があるわけではないのですが、瞑想や座禅を医学的見地から研究してきました。

共感脳は、まさに慈悲の心、つまりは他者を理解し、共感することで癒される感覚を生み出す場所です。人は何かに感動すると心をうたれて慈愛の気持ちに満たされ、癒されていきます。この気持ちを生み出しているのが共感脳なのです。

共感するというのは、共に感じると書きます。人が人と対峙する時、言葉のみならず相手の仕草や表情などのノンバーバルコミュニケーションによって気持ちを理解して、共鳴できたと自分が感じると感動するのです。

この共感脳は前述したセロトニン活性の3つの働きが行われると活性化し、さらにこの共感脳が活性化すると前頭前野が活発に働くという仕組みになっています。

ですから、共感脳は「できる脳」である前頭前野を元気に働かせる起動ボタンのような働きを持っているのだということはすでに述べた通りです。

集中脳、意欲脳、スイッチ脳、これらを円滑に作用させるためには共感脳を活性化し、共感脳を働かせるにはセロトニン活性が必要なのです。つまり、「できる脳」が円滑に作用するためにはセロトニン活性が不可欠ということになります。

また、この共感脳は、共感することの他に直感力も強くします。

私は直感というのは偶然ではなく、やはり言語のみならず仕草や表情など五感のすべての記憶と経験に基づく選択なのではないかと思っています。つまり、直感は偶然ではなく、必然なのだと考えています。それが簡単に割り切れない膨大なデータに基づく故に説明できないものになってしまうのですが、その働く場所が共感脳であるということは、共感脳が元気になれば直感力は上がるということになります。

つまり、直感は鍛えることができるということです。

共感脳を鍛えるためのセロトニン活性を十分にしていれば、共感する力もつきますし、直感力も強くなっていきます。

直感が鋭くなれば、緊急時の正しい対応力や判断力も上がりますし、通常仕事においての判断力も良くなっていくものです。物事には、目に見える一次的資料などの短期的データよりも積み重ねられた総合的データに基づく直感の方が正しい場合もあります。

もちろん資料データをないがしろにしてはよくありませんが、両者をきちんと飲み込んで、その上で物事の取捨選択をしていくことが正しい判断だと私は思っています。

よく「直感を研ぎすませ」と言う場合がありますが、直感を研ぎすますためには、直感力を上げるためのセロトニントレーニングを持続できなければいけません。直感力がない状態で直感を研ぎすませても、結果的に良い選択ができない場合もあります。

確かな選択をするためには、ワーキングメモリーを活性化させてなるべくたくさんの情報を収集し、最後には直感力も働かせてひとつの決断をするというのが、有事においても日々の生活においても大切なことではないでしょうか。

号泣セラピーで
すべてがリセット

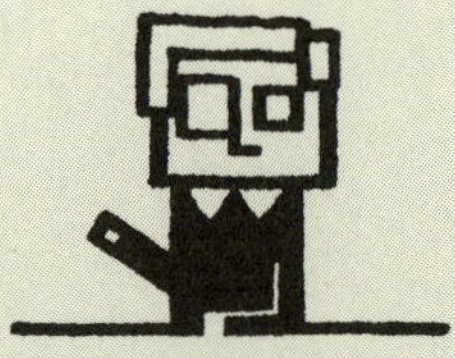

この共感脳を活性化するのは、実はセロトニン活性だけではありません。もうひとつ共感脳を働かせる作用があります。

それは涙です。

人は涙を流した時、なんともいえない夜の波打ち際のような静寂に満ちた感覚になります。この独特のカタルシス＝浄化こそがストレスに打ち勝つ最強のリセット力になるのです。

しかも涙は、共感脳を働かせ、前頭前野を元気にするのみならず、脳内で驚くべき逆転現象を起こしているのです。

それは、交感神経と副交感神経のスイッチングです。交感神経は基本的に昼の覚醒状態を演出する神経です。そして夜になると副交感神経にスイッチングし、緊張を緩和してリラックスした状態をつくり出します。このプロセスは昼から夜に変化する際にしかあり得ないことなのですが、**涙を流す時にのみ交感神経から副交感神経への逆転現象が起きるのです。**

ただし、たまねぎを切った時やホコリが目に入った時のような基礎分泌や反射の涙には、この作用は起こりません。

共感脳に作用し、自律神経の逆転現象が起きるのは情動の涙が流れる時のみです。情動の涙というのは、悲しい時、苦しい時、感動した時など感情の震えがある一定値を超えた時に流す涙のことです。

この涙が流れる仕組みを、感動の涙を流す時の共感脳の血流変化から説明します。

人が何かを見たり感じたりして感動して泣く時というのは、大抵共感に基づいて泣くものです。苦戦した末に優勝したスポーツ選手、ドラマティックな映画、感動のドキュメンタリーなどを見た時に人はその苦悩から感動の結末というひとつのプロセスを体感することによって涙を流します。

人が感動して涙を流す時というのは、まず交感神経が緊張状態になる、つまりある意味でのストレスが加わる必要があります。

感動する映画やスポーツの試合でも最初は、並々ならぬ緊張状態にあり、見ている側もその緊張を感じとって交感神経が強く働きます。

そうしてある程度ストレスが積み重ねられ、試合に勝利するなどなんらかの結果が得られると涙が流れますが、共感脳はその涙が流れる1～2分ぐらい前になると血流が増加します。この予兆期が涙がだんだんこみ上げてきて胸がつまる時の状態です。

そして泣く直前になると共感脳の血流が急激に増加し、涙を流します。この共感脳の血流がトリガー状態になる時間は10秒くらい続きます。

そしてまた血流は予兆期と同程度にまで下がって維持する継続期が1分ほど続き、その間も涙は流れ続けます。このプロセスを経て血流はまた一定に戻るのです。

涙を流す時というのは、この予兆期とトリガー期と継続期によって構成され、交感神経から副交感神経へのスイッチは、予兆期の涙を流す直前に行われ、副交感神経へのスイッチングによって涙を流すように促されてトリガー期へと移行して、涙を流すのです。

そういう意味では副交感神経のスイッチングが涙を演出しているといっても過言ではありません。

このプロセスにより得られるリセット感は、通常のα波が出る単なるリラックスともセロトニン活性によるクールな元気とも違う一種独特の浄化作用を心に与えます。いずれにしても共感脳を活性化する力はセロトニン活性によるものよりはるかに高いので、人を理解し、心を汲み取る源泉である共感力は上がり、物事の確かな判断を見極める際に必要な直感の力もアップするのです。さらには前頭前野を刺激して「できる脳」を元気にするという何重もの作用があるのです。

うまく泣けない人は
昼に運動
夜に感動の名作を

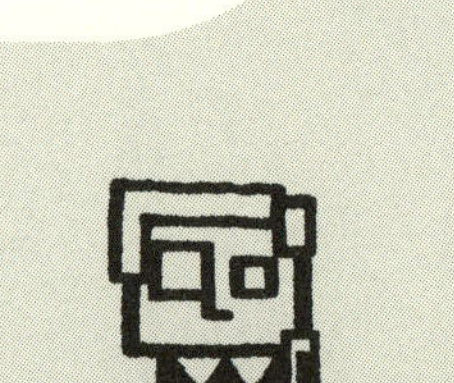

この涙を流すという行為がうまくできない人がいます。

それは、やはりセロトニン欠乏により、脳が活性化していないプチうつの人です。セロトニン欠乏状態だと共感脳がトリガー状態になりづらく、涙を流すのが難しいのです。**涙を流すのが苦手という人は、日々セロトニン活性をして共感脳を鍛え、血流が上昇しやすい環境をつくることが大切です。**逆に涙をよく流す人というのは、健全な脳の持ち主だともいえます。冠婚葬祭などでは、よく泣く人とあまり泣けない人と分かれるものですが、確かに健康的な雰囲気の人の方がよく泣く印象があるものです。

そして、泣きやすい時間帯ということにも傾向があります。涙を流すという時には、予兆期のストレスを溜め込みやすい時間帯の方がいいので、セロトニンが働かず、ストレスが溜まりやすい夜に涙を流す機会をつくることができると最適です。つまり、昼のうちはセロトニン活性によって存分に共感脳を鍛え、夜感動の映画を観たり、本を読むと泣きやすいということです。泣く条件が揃う時というのは、確かに思い直してみても夜が多いものです。その理由が実は、ストレスが溜まりやすい時間帯だったからなのだということがこの事実からわかります。

また、多くの人々は子どもの時に「人前で泣くな」としつけられているので、泣くことに抵抗感がある場合もあります。しかし、人前で泣いてはいけないとしつけられた理由は、赤ちゃんが親とのコミュニケーションのために泣くという行為を、成長して言語コミュニケーションを覚えてからも行うことを親への「甘え」の表れであるとして自立教育として叱咤していたのです。

少年期ならともかく、成人してから泣くことは必ずしも甘えによるものではないことの方が多いので、大いに泣くべきだと私は思っています。

むしろ、成人してから泣ける人は心が健康な人といえるでしょう。特に感動の涙を流せる人というのは、物事に共感する能力が高く、人の気持ちを汲み取るのが上手な人が多いものです。

さらには、涙を流せる人はストレスを溜めない人ともいえます。ストレスを感じた時に素直に涙を流すことができれば、涙を流すことによって簡単にリセットできるからです。なにかとよく泣くタイプの人というのは、感傷的な人と思われがちですが、実は泣くことによって解消されているので、あまり物事を引きずらないタイプなのです。

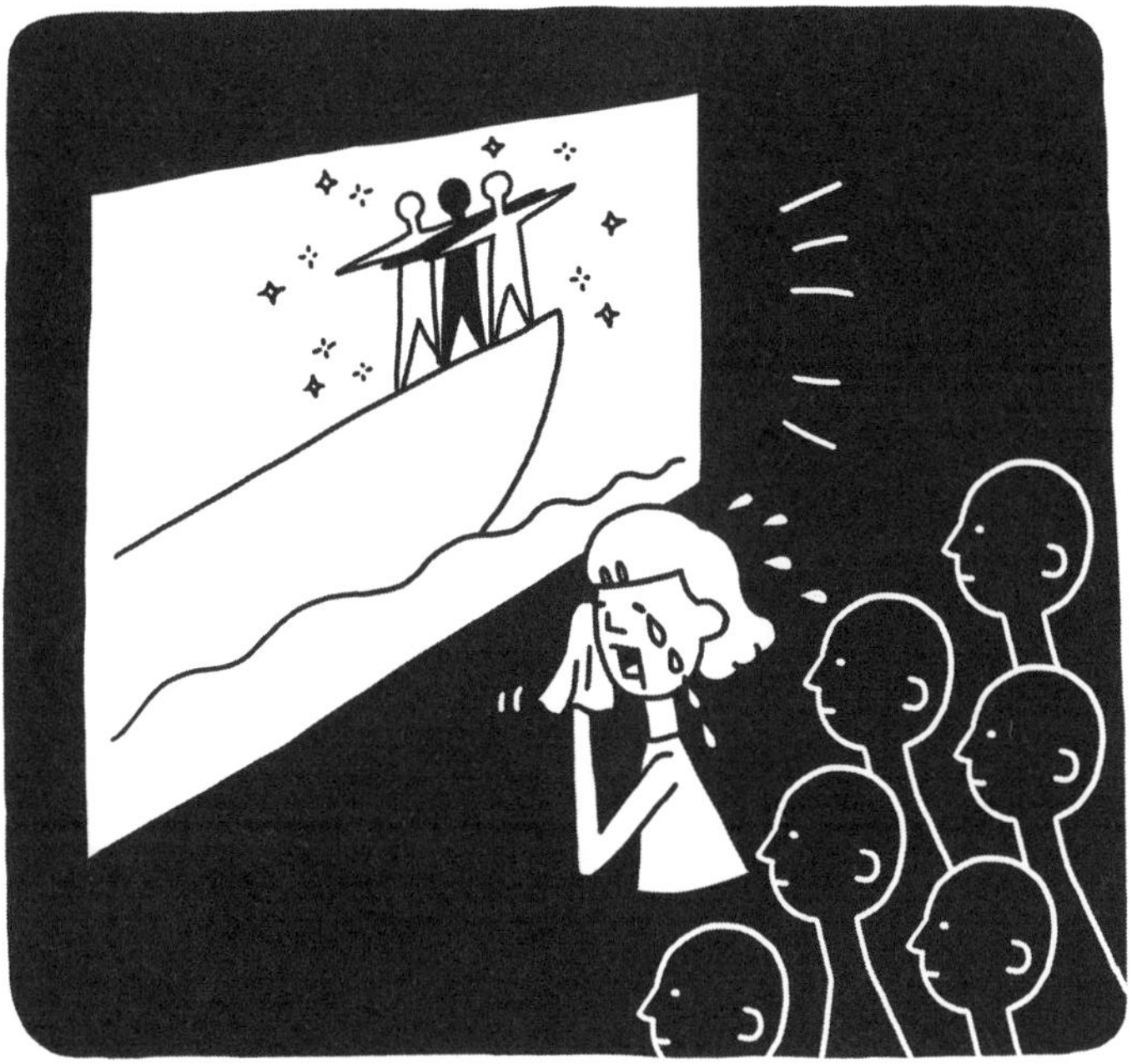

感動の涙を流してストレスを解消しよう

涙は
人にぶつけない

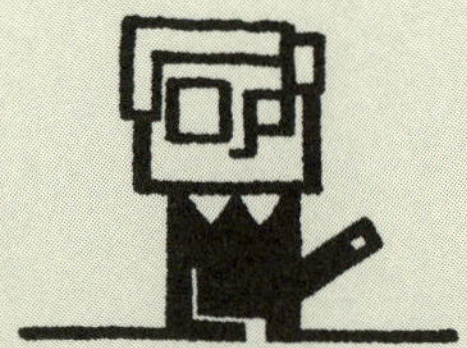

涙がストレス解消に効果的だからといって、なんでもかんでも泣くことがいいということではありません。例えば誰かとケンカして泣いた時に、わめきちらして泣く時がありります。**こういった、ストレスを人にぶつけるような涙はあまりよくありません。**

なぜなら泣いている人は、泣くことと発散することの効果でかなりのストレス対策になるかもしれませんが、ぶつけられている方はストレスが蓄積されてあまり良い精神状態とはいえないからです。蓄積されたストレスはなんらかの形でフィードバックしてきたり、大きな問題に発展する場合もありますので、悪循環にしかならないのです。

また、**演技で泣くことができる、という人もいますが、実は演技の涙もあまり良い効果を生みません。**号泣する時に見られるはずの共感脳のトリガー期の血流変化が見られず、さらには泣いたあとの緊張感や不安感はむしろ増えていることの方が多いということが実験によってわかっています。共感脳のトリガー状態を最高に引き上げるのは、悲しい涙、悔し涙よりも感動の涙なのです。何かに共感し、感動を素直に分かちあい涙を流す。スポーツ観戦、コンサート鑑賞、映画、本、どんなものでも構いません。積極的に感動を自分に与えてくれる環境に自分を置くことは、単に趣味を堪能することによる解消のみならず、涙を流し共感脳を働かせることで脳を元気にするのです。

共感する人は仕事ができる

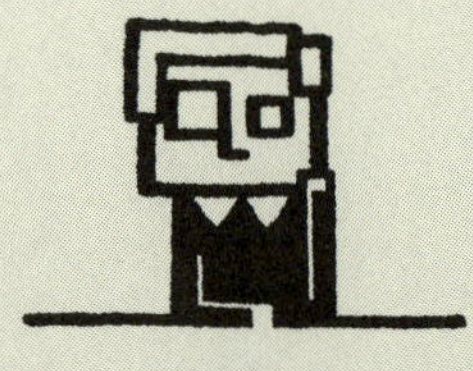

涙を流すことやセロトニン活性をすることで共感脳を働かせることが、「できる脳」である前頭前野を活発にする起動ボタンになることがわかったかと思います。

それだけこの共感脳が重要な役割を担うのです。

つまり、共感することがとても大切な作用を人の営みに与えているともいえます。人はストレスが溜まると、ひとりよがりになって自己に執着し、他者を理解するということを忘れがちです。周りが見えなくなり、人の理解を得られなくなると、他者からの評価は益々落ちていくという悪循環に陥るものです。

ことに現在のようなネットコミュニケーションが主体になってくると、余計にストレスも溜まりやすく、共感することを忘れ、孤独な環境を生みやすいのです。

単純に考えると、バリバリと働くことと、共感することは何のつながりもないように思えますが、**人は共感することをきっかけにして意欲的に働き、集中力を持って仕事に取り組むことができるということが、前頭前野の働きによって理解できます。**

また、他者を理解し、自分の中にさまざまな意見を取り込むことは、多角的な視点を持つことにつながり、自分自身の視野を広げるという意味でも有意義なことです。日々共感する習慣をつけて脳を元気にし、ストレス社会を上手に乗り切る工夫をしましょう。

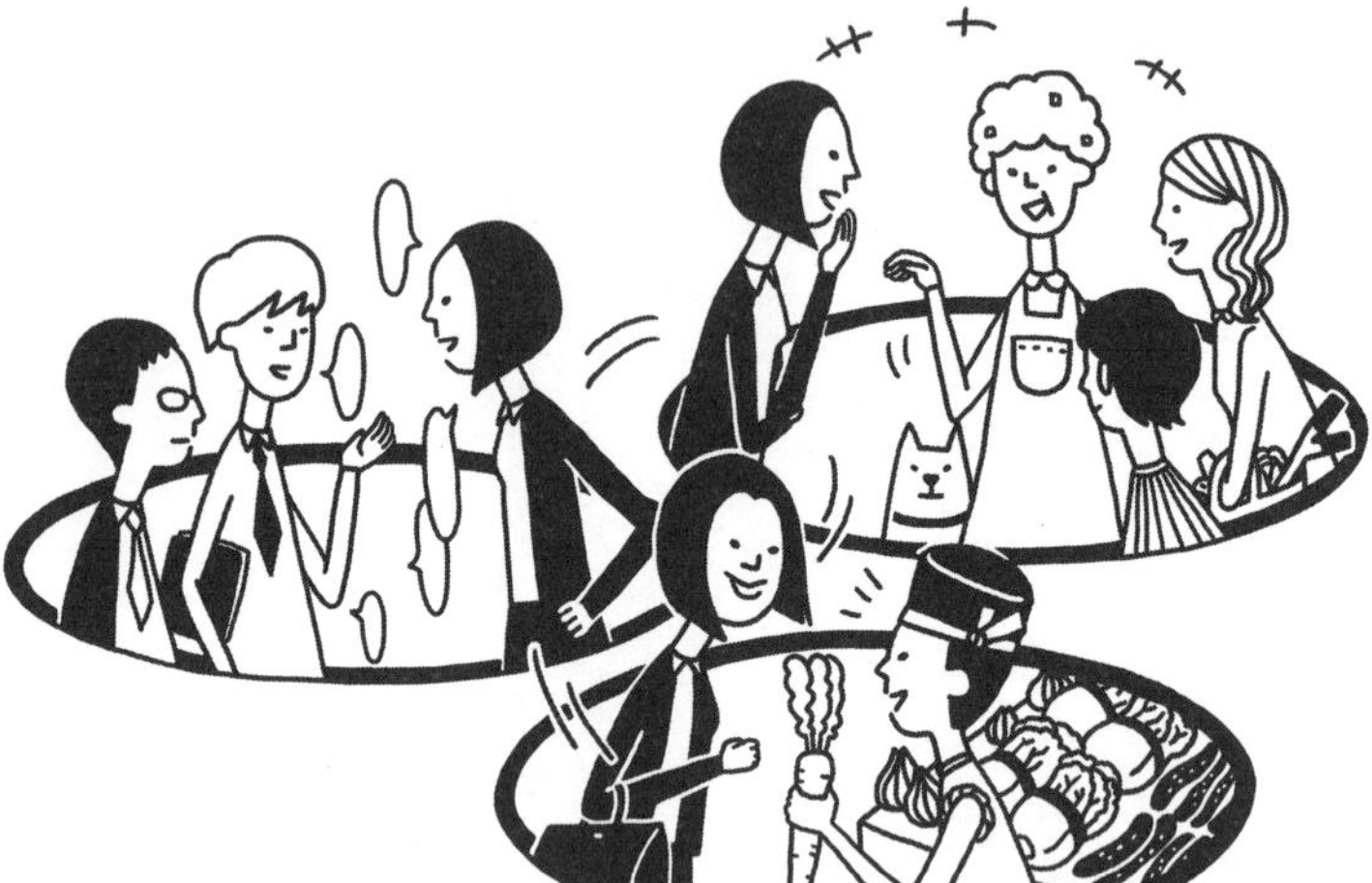

人とのふれあいを大事にする人は仕事の能力も高いもの

第3章

家族と絆

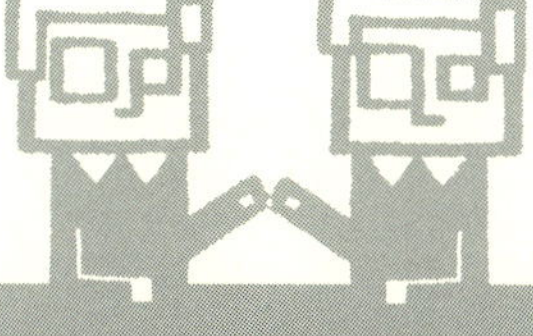

絆のやりとりで パニック予防

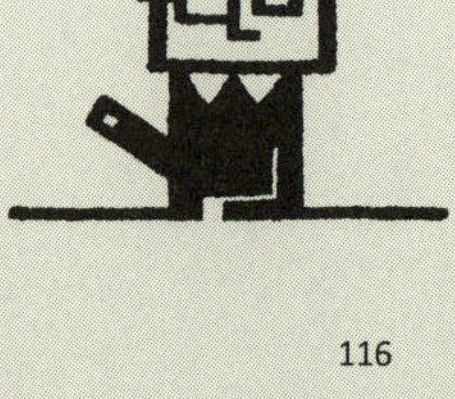

人の営みにおいて、絆や愛情のやりとりというのは大変大切なことなのですが、必ずしも必要なものではない、というのが現代的なものの見方のようです。昨今は、未婚、ディスコミュニケーション、セックスレスなど家族や友人、恋人など、人と人の絆の関係が不健全になっていく傾向にあります。

バーチャルな女子を愛する草食系男子、家庭や子どもに夢を持たない若者。必ずしも絆のやりとりをしなくても人は一人で生きていけるものですが、グルーミング＝セロトニン活性という視点でいうと、愛情や信頼のやりとりがあるとないでは、社会生活の豊かさが全然違うのです。

ここでグルーミングの際に働くセロトニンとは別のホルモン、オキシトシンについて説明しなければなりません。

ノンバーバルコミュニケーションや皮膚と皮膚のふれあいのグルーミングにより起きるセロトニン活性は、実はオキシトシンというホルモンを介して行われています。

オキシトシンは「絆のホルモン」と呼ばれ、愛情や信頼の作用に関わりが強いといわれています。つまり、人とふれあったり、絆を深めたり、恋人同士の愛情のやりとりの際にも働くホルモンなのです。

家族や男女関係においては、このオキシトシンをいかに円滑に活性化させるかによって、良好な心の状態を維持できるか、できないかが決まってきます。

現代人は、人とのふれあいそのものが少ない傾向にあるので、このオキシトシンが働きにくいのです。オキシトシンがきちんと活性化すればセロトニン活性が働き、人とのふれあいも好むようになり、働くことにも人生設計に対しても積極的になっていきます。

そのためには、なんらかのセロトニン活性が必要なのですが、こもりがちで運動も好まない人にとっては、愛情や絆のやりとりをすることが一番の効用になります。

もちろんバーチャルではなく、ノンバーバルコミュニケーションによるやりとりです。**どんな相手でも構わないので、人とふれあい、絆を深める習慣をつけることでオキシトシンが分泌され、セロトニン活性を促し、次第に心は健康になっていきます。**

結果的に意欲的に働くようになり、さまざまな事柄がプラスに転がるようになります。

それは、ネットコミュニケーションでは成立しませんし、恋愛関係であってもグルーミングに欠ける関係性だとむしろ不健全な状態になってしまいます。

ことに恋愛においては魅力的な異性を見て心ときめいた時点では、ドーパミンが働きます。対象を渇望し、心をときめかせて意欲的になりますが、それがなかなか達成されないと大きなストレスになり、むしろドーパミンが暴走して執着心が強くなり、他のことに意識を向けることができなくなり、不健全な心を生んでしまいます。

しかし、お茶することや少し会って話をするだけでもいいので、オキシトシンが働くノンバーバルコミュニケーションが行われれば、そこに安心感と絆が生まれ、セロトニンの働きによってドーパミンは適度に抑えられ、むしろ健全な関係ができるのです。

要するに文字言語によらない愛情のやりとりをする習慣さえあれば、人の心は元気になっていくのです。もちろん、デートをしたり、結婚をしてともに暮らすことが最善の選択ですが、**もしそうでないとしても、好意を持っている人とフェイス・トゥ・フェイスのコミュニケーションをとる習慣をつけることは大切です。**

紙一重の関係性の違いで、心は簡単に暴走をします。しかし、その理由がわかっていれば、修正できることもあり、何が自分の心に必要なのかを理解することで焦りや無用な暴走は抑えられます。

愛情のやりとりを仕草や表情で伝えられる環境があるというだけで人は内面から美しくなることができますし、すべての事象に対して積極的になれるものです。

バーチャルはうつの元

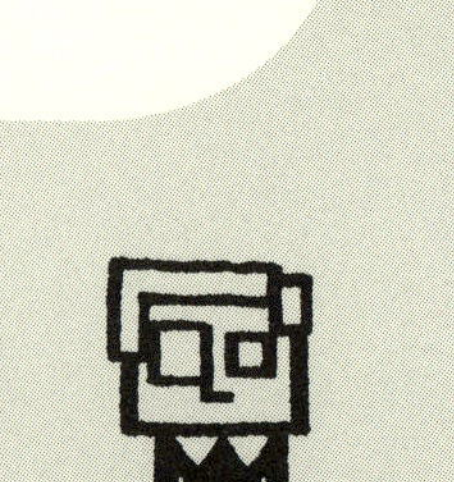

先日、ネットゲームが恋愛に発展したり婚活になるというニュースを見ました。ネットゲーム上でひとつのロールプレイングゲームをチャットを通して共有し、一緒に敵と戦うことで親交を深め、その後のオフ会で恋愛に発展していくのだそうです。

その番組では、実際に相手を前にしてゲームをする場合と、まったく相手が遮断された場所にいる場合とで恋心の強さを比べる実験をしていました。

結果は相手が見えない方が相手を想う気持ちは強いという結果が出ました。

つまり、見えない相手を夢想している方が会いたい、好きだという気持ちが強くなるということなのです。この結果を見て、私はこれはまさにドーパミンの渇望ストレスが働いているのだと感じました。もちろん容姿や素養を現実に見ることによるネガティブな事実も関係しているとは思いますが、**ネットゲームによるコミュニケーションに夢中になる要因のおもな部分はドーパミン原理にあるのではないかと思います。**

目の前にいない異性とともにバーチャルの世界でゲームをクリアするという目的に向かって時間を共有することでお互いを知り、実際にゲームをクリアすることでその達成感も共有する。

それがあたかも現実のことのようにリンクして恋に落ちたり、懇意な関係になる。

戦いに勝つこと、そして異性と恋愛に落ちることのどちらにもドーパミンの渇望ストレスが働き、かつそのどこにもセロトニンが働く余地がなく、渇望と意欲とゲーム達成という報酬、さらにまた渇望という悪循環が暴走していくのです。

だから、このドーパミン原理によって男女ともに普通のお見合いや出会いの場の何倍も相手を求めるようになるのです。そういう意味ではいわゆる普通の出会いやサークルツールよりも強力なものといえるかもしれません。

つまり、相手を目の前にしてゲームをしている時は、良くも悪くもグルーミング効果によって安心感が生まれたり、現実を直視することでネガティブな事象も見えてきて、どこかで渇望する気持ちが損なわれてしまうため、そこですべてが完結して恋愛にまで発展していきにくくなりますし、実際に顔を合わせた時の関係性に喜びを得られなくなる場合があるのです。

ここで気をつけなければいけないのは、バーチャルな世界の出会いによる渇望ストレスによって興味を持ち、その知的好奇心をやはりネット上だけで発展させてしまうのは危ないということです。**ネット上の文字言語だけだと、どんなに心を込めてやりとりしてもオキシトシン効果はほとんどありません。**

重要なのはネット上で共有した性格はあくまで一部であり、本当の恋愛や絆のやりとりが行われるコミュニケーションは、会ってからはじまるのだということです。実際に顔を合わせてノンバーバルコミュニケーションが行われると、オキシトシンが働いて本当の絆のやりとりがはじまります。この時の感覚はドーパミンの渇望に基づく意欲の概念とはまったく違う安心感がそこにはあるものです。

ところが、このオキシトシンによってもたらされる安心感を「つまらないもの」やむしろ「見られたくない現実」として認識してしまう場合があるのが、ネット依存型の人たちの病理なのです。ネット上でするコミュニケーションと顔を合わせたコミュニケーションはまったく違う意味合いがあります。オキシトシンが働くとセロトニン活性が行われて「できる脳」が活性化され、脳は健全になっていきます。

現実に目を向け、本当の恋や本当の絆のやりとりができるようになってはじめて、人は意欲的に生きていけるようになるものです。ネットコミュニケーションはほどほどに、生身の人と絆をつなぎましょう。

プライバシーは少なめに

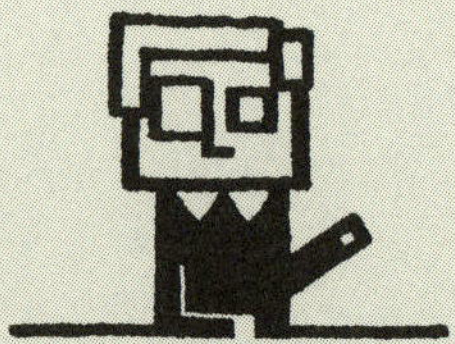

この絆のやりとりが不足している背景にはプライバシーを重視する社会状況がありま
す。自分の身を守るということに重点を置こうと思うがためにさまざまなものを隠し、常に周りにいる人間を警戒している傾向にあります。

知らない人に話しかけられたら不審者なんじゃないかと疑うことからはじめるものです。そして、会社や学校においてもボディタッチをするとすぐにセクハラと咎められ、場合によっては裁判沙汰にまで発展してしまうこともあります。

近所づきあいは基本的にしないことが常識で、むしろセキュリティのしっかりしたマンションに住むことがステータスとなっているのが現代です。そんな日常の中で生活していると人とのノンバーバルコミュニケーションはほとんどなくなり、仕事が終われば孤独でいることが当たり前になっていくものです。

家族と同居していなかったり、恋人がいなければなおさらそれは強いものとなっていきます。**昨今の病んだ社会状況において隣人を警戒する必要性がないと断言するのも難しいですが、他者との生身のやりとりがないことも病んだ心を生む原因になり、より悪循環を生んでいることも考えなくてはなりません。**

要するに一部の突出した他者を警戒して自己防衛のためにそれほど危険性のない他者

を拒むことで、自分自身にとってもより病的環境を生み出している可能性があるのです。

例えば普段から近所づきあいを適度にしていればそれなりの絆が生まれ、他人といえども安心感のあるつきあいができるようになり、多少心に暗い部分があってもむしろ安心できる隣人の存在によって助けられることもあるものです。

しかしそのちょっとした絆のやりとりがなくなり、孤立した状況でさらに仕事や個人的人間関係など何かのきっかけで苦しい状態に陥ってしまうと、意外と簡単に心の落とし穴に落ち込んでしまうものです。そして落とし穴にはまってしまうと周囲にいる人すべてが悪いものに感じられるようになり、顔しか見たことがないような隣人は真っ先に悪意に満ちた対象になってしまうでしょう。

つまり、過度にプライバシーをつくってしまうことは、警戒しなくていいはずの他者を警戒すべき人に変えてしまう場合もあるということなのです。この落とし穴は他人ばかりでなく、自分自身も陥る可能性が高い落とし穴です。

自分を守るためにセキュリティをしっかりと保持することも大切ですが、日々顔を合わせるご近所の方と親しい関係でいることは自分にとっても隣人にとっても有用なことです。

この人との絆のやりとりは、20年ほど前の中産階級にとっては当たり前の事柄でした。隣近所から醤油の貸し借りをすることもあれば、暇を持て余せば井戸端会議をして情報交換をし、時に悩み事があれば隣近所に相談することもあるのが常でした。要するにサザエさんを地でいく世界が当たり前のようにあったものです。

この当たり前のノンバーバルコミュニケーションが、心の病を生まないための手段でもあったのですが、**プライバシーを重んじ、人とのコミュニケーションがうまくできない人たちが増えたことによって近所づきあいをする習慣も減り、同時にうつの人口も増えていったのです。**

人と人が顔を合わせてコミュニケーションをすることがいかに大切かを今一度考え直し、コミュニティのあり方をもっと考えていくべき時が来ていると私は思っています。自分を守るためには他者を拒絶するのではなく、他者とふれあい、相互理解をすることもひとつの手段であることを忘れないようにしましょう。

言葉がつまった
手紙より
心のこもった
プレゼントがいい

さて、このオキシトシンのグルーミング効果が愛情や絆のやりとりの際には大変効果的ということがわかってきました。

このオキシトシンは絆のやりとり、特にノンバーバルコミュニケーションによって活性化されます。

そういう意味では、メールや手紙などの文字言語によるやりとりは左脳＝言語脳を使いセロトニン活性に対してはネガティブな要素になるということになります。

特にメールでのやりとりは自分の本質的な感情を相手に伝えるのには、まったく向いていません。言葉というのは、その言葉の意味単体ではなく、発音や言い回しでまるで違う意味を持つ場合があります。

例えば「好き」という言葉ひとつにしても、表情や仕草を介し、声を通して伝えられるのとメールで伝えられるのとでは、どんなにお互いを理解していたとしても、表情や仕草を見たり声のニュアンスを聞かないとその本質は見えないものです。

ですから、愛情や絆のやりとりを顔を合わせずにするのであれば、むしろ私はプレゼントを贈る方がいいと思います。

プレゼントというのは、絆や信頼そのものを体現していますし、非言語によるコミュニケーションのひとつでもあります。

たくさんの文字を連ねた感謝や愛情の言葉より、愛情のこもったひとつのプレゼントの方がはるかに効用がある場合があります。

人は、たくさんの言葉を駆使して自分の意思を人に伝えようとするものですが、どんなに言葉を連ねても本質的に伝えたいことは「信頼」や「愛情」などの単純な事柄の場合の方が多いものです。

しかし、単純なことを単純な文字言語で表現してしまうと、希薄に感じてしまうものです。逆に言葉を連ねるほどに難解でわかりにくくなってしまう場合もあります。

よほどの文才がないかぎり、文字言語で一番伝えたいことを伝えるのは難しいのです。そういう時は、どんなものでもいいのでむしろ何か贈り物をした方がよほどストレートに伝わります。

言葉ではなく、非言語による会話が本当のコミュニケーションであることを忘れてはいけません。**たくさんの言葉より、愛情のこもったひとつの贈り物を贈るように心がけると、人との関係はより良いものに変わっていくかもしれません。**

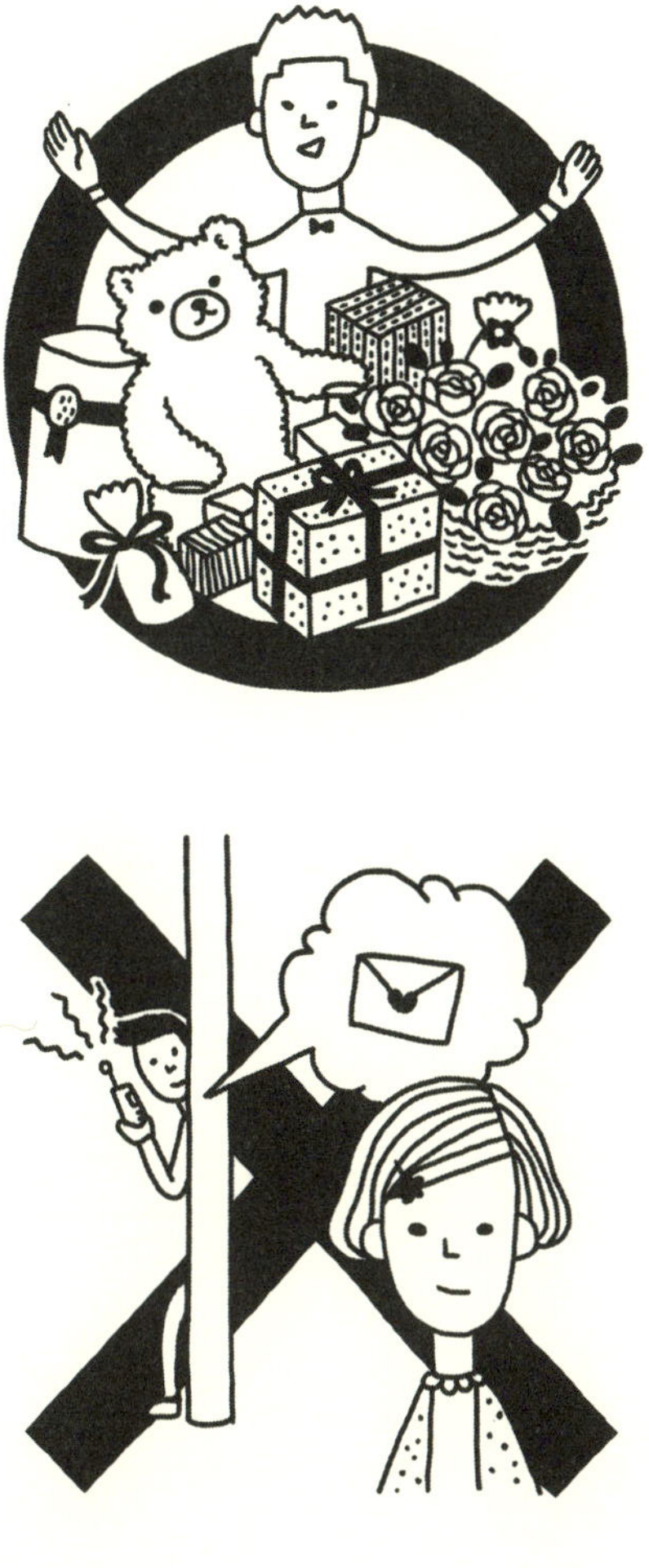

メールや手紙よりプレゼントの方が気持ちが伝わりやすい

セックスが脳に効く

オキシトシンは、実は医学的には授乳と子宮収縮時にもっとも活発に働くホルモンとして知られています。

子宮収縮の時というのは、性行為をしている時と出産の時のことです。つまり、オキシトシンは、ともすると痛みを伴い、ストレスになりかねない子孫繁栄のための行為に安心感を与え、子孫を残すことの喜びを教えてくれていると考えられます。

女性が、性行為を行ってオーガズムを迎えた時、男性が射精をした時、オキシトシンが大量に分泌され、大きな安心感と喜びを得ることができるのです。オキシトシンが大量分泌されるということは、セロトニンも活性化されるということですから、性行為でオーガズムに至るということは、健全な脳をつくるには最高のくすりになるといっていいでしょう。

また、性行為に至ろうという時には、グルーミングによるオキシトシンが分泌されると同時にドーパミンも分泌されて脳に多幸感を与えます。ドーパミンは渇望ストレスを生むホルモンなので、性行為によって多幸感を得ようと意欲を持って取り組みます。

それは多くの場合、オーガズムに至ることによって満たされると同時に、オキシトシンの大量分泌によってセロトニン活性も行われ、ドーパミンの渇望感は落ち着いていきます。時にオーガズムに至ることができなかったりした場合、性愛による強いドーパミンの渇望ストレスは行き場を失ってしまい、欲求不満による暴飲暴食や衝動買いに走ってしまう場合がありますが、それはおそらくオキシトシンによる安定がもたらされず、ドーパミンが渇望した報酬が得られないことによるのではないかと推測することができます。

特に女性は、オーガズムの際のオキシトシン活性が男性の何倍もあり、オキシトシン大量活性の瞬間であるオーガズムを適宜得られることは健康な社会生活を送る上でも大切なことといえます。太陽の下に出るのを嫌い、運動も苦手、でも恋人とのセックスは好きという少しひきこもりがちな人にとっては性愛に興じることは、健全な精神状態を養う上では十分に効果的なのです。

性行為においては、オーガズムに至らなくても、グルーミングの他に性行為によるリズム運動も行われるので、ある程度のセロトニン活性は行われていると考えられます。オーガズムが得られなかったとしても、積極的にふれあい、集中してリズム運動を行うことで十分に安心感や元気が得られるはずです。

セックスもメンタルヘルスケアのひとつと考えて大いに取り組むとよいでしょう。

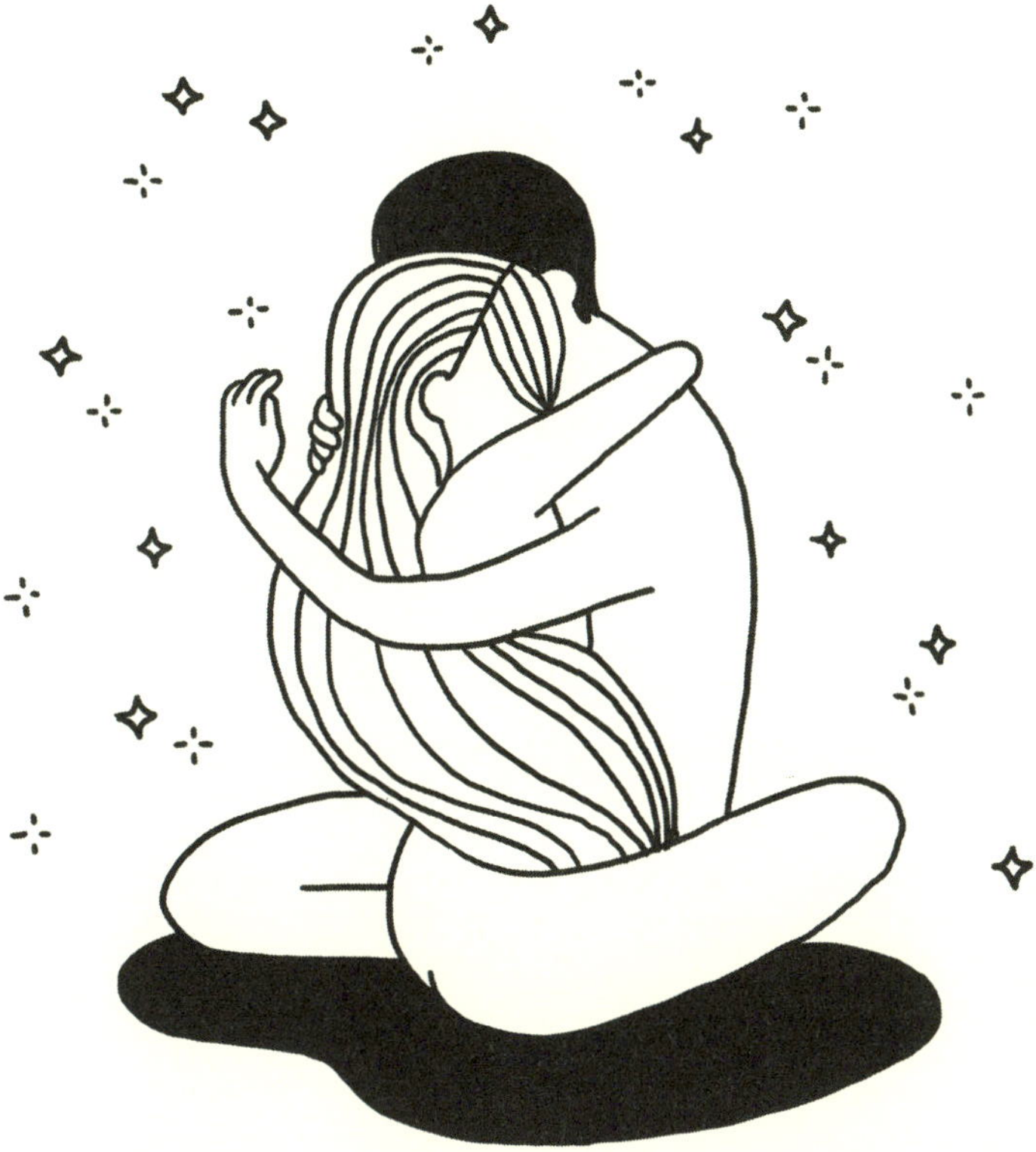

性行為は健全な男女関係や社会生活を送る上で大切なもの

たとえ火の中
水の中は愛の証

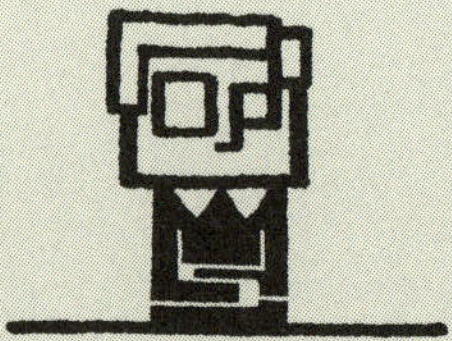

さて、愛情のやりとりにおいて、人は時に愛のためならどんな自己犠牲も厭わないという、パワフルな力を得る場合があります。

異性や愛する彼女のためならどんなことでも苦にならない状態になった経験がある人は、少しでも一途な恋に落ちた経験がある人なら理解できるでしょう。

この「たとえ火の中、水の中」という愛情のやりとりにおいて起きる猪突猛進の興奮状態は、オキシトシンがつくり出すものなのです。

オキシトシンはグルーミングによって強く活性化されると脳に変性状態を起こし、少しの痛みや苦しみなら解消してしまう効用があります。

愛し合う二人や家族のためを思い、厳しい労働も我慢してこなせるのはオキシトシンがもたらすものなのです。

そして人が恋に落ちるとすべてのものが肯定的に美しく見えてしまうことがあるのもこの脳の変性状態によるものです。この効果によって人は消極的な心をポジティブに変換することができます。一方で、客観的な物の見方もなくしてしまう傾向にあるので、注意が必要です。しかし、愛の力が人の心を強く前向きにさせることに違いはありません。絆の力で強く前向きな生活力をつけましょう。

おっぱいをあげると
肝っ玉母ちゃんになる

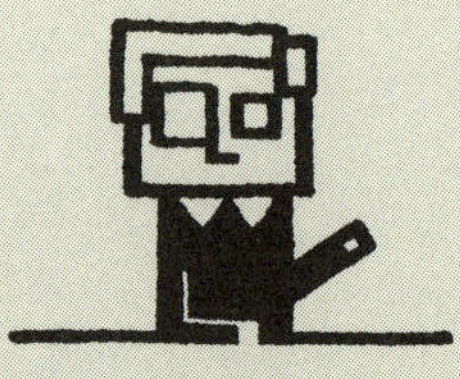

オキシトシンは性行為と同じように授乳の際にも大量に分泌されます。つまり、女性は子どもを産んでおっぱいをあげていると大きな安心感を得ることができるのです。

オキシトシンは自分の心に安心感を生むと同時に、愛する者のためなら何が何でも守ろうとするようになるのは、すでに述べました。ですから、女性が子どもを産み、おっぱいをあげると愛情にあふれ、子どものために生きようと母親らしくなるのはこの母乳をあげる際に大量につくられるオキシトシンによるものなのです。

俗にこのエネルギッシュで強い愛情を持った女性を「肝っ玉母ちゃん」と呼びますが、まさに力強い母の心はオキシトシンが演出しているのです。

女性が子どもを母乳で育てると母も子どもも大量にオキシトシンをつくり出すようになるので、母にとっても子どもにとっても母乳をあげることは有用なことといえます。

別の視点で考えてみれば、強い絆で結ばれた関係性は、エネルギッシュな胆力を生み出すともいえます。

愛する恋人や家族のように、多くの人と強い信頼関係を築く習慣をつけることができれば、ちょっとの苦悩など少しもつらいと感じなくなるのかもしれません。人とふれあうことの喜びは、日常においてとても大切なことなのです。

夜泣いて
朝謝るのがいい

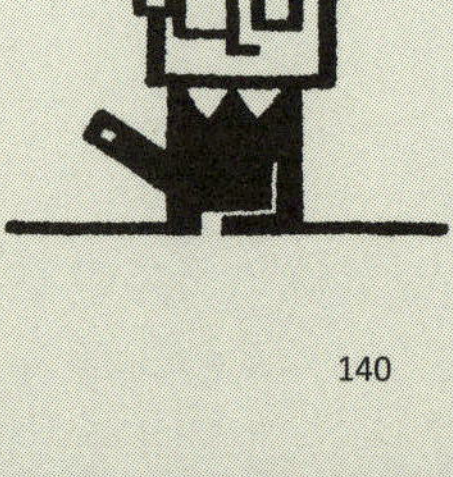

絆のやりとりにおいて必ず問題になることのひとつがケンカです。

どんなに愛情を持って接していても、他人である以上、考え方の違いからケンカになることを避けることはできません。

むしろ我慢を続けるよりは、心の内に秘めていることをきちんと発散して相互理解を得る努力をすることは大変良いことです。

しかし問題は、ケンカして発生したネガティブな事柄に執着しすぎて深手になった場合、修復できない問題になってしまうことがあるということです。

大きな問題になることを避けるためには、まずケンカのメカニズムをよく理解する必要があります。

ケンカはまずキレることからはじまります。相手に対して許すことができない事象というストレスが蓄積し、スイッチ脳がうまく働かないことで気持ちの切り替えができずにキレてしまいます。

このスイッチ脳がうまく働かない状態というのは、大抵セロトニンが働きにくい夜になります。セロトニンは基本的に朝の太陽が昇った時間から、夜の太陽が沈む時間の間に働くものですので、暗くなると働きは弱くなります。

それ故に夜にケンカすると取り返しがつかないくらい厳しい状況になる場合があるのです。セロトニンが働かないと集中脳も働かず、ワーキングメモリーもきちんと働かないので冷静な判断も鈍ってしまいます。

夜に大きなケンカになってしまった場合は、そこでなんとかすべてを解決しようとせず、「朝もう一度ゆっくり話をしよう」と仕切り直しをすることをおススメします。朝であれば、夜以上に柔軟で、大らかな発想になっていますし、理屈も理解しやすい脳内環境ができあがっています。

夜の時間は執着と暴走の時間なのです。起きてしまった過ちや問題は相互理解が得やすい朝に謝るといいかもしれません。

しかし、ひとつだけ夜の方がいいことがあります。非常に稀なことかもしれませんが、情動の涙によるリセット力を発揮することです。

夜の方が涙を流しやすいことはすでに述べましたが、ケンカになった場合、ひたすらに意見を戦わせるばかりでなく、和解を求めようとして心に訴える場合があります。つまり、「お互いを理解しあおう」という共感の気持ちが働く方向に意識を向かわせることができれば感動の涙が生まれ、心は強力にリセットされます。

涙はむしろストレスの緊張が高まりやすい夜に出やすいものです。もし相手との問題をなんとか和解に持ち込むことができるのなら、**感動の涙が生まれやすいのは、ストレスの緊張でいっぱいになったケンカの瞬間、さらには夜の方がいいということになります。**

ですから、ケンカになったら、意固地になって自分の意見を押し通すばかりでなく、相手の心へ意識を向け、共感することを試み、感動の涙にまで至ることができたなら、朝さらにきちんと冷静な取捨選択の話をするということが理想といえます。

そして、なにより大切なのは取り返しのつかない大きな問題になる前に、日々お互いの理解を深め、共感する気持ちを忘れず、真摯に意見交換をし、グルーミングを欠かさない生活をしていくことを心がけることです。

長いつきあいになればなるほど、このグルーミングによるオキシトシンの絆のやりとりを忘れがちになりますが、メンタルヘルスを考える上で大変大切なことなので、常に習慣づけるようにしましょう。

マンネリには「子ども」が必要

さて、長い愛情のやりとりにおいて必ず問題になるのがマンネリです。

特に男と女の愛情の関係においてマンネリをいかに乗り越えるかということは最大の難問のひとつともいえます。

マンネリのプロセスというのは、恋のプロセスを考えれば見えてくるものです。人は恋に落ちる時、ドーパミンが働いて相手を渇望します。そして、その恋が成就するとやはりドーパミンが働いて心に多幸感が生まれます。さらにデートをしてノンバーバルコミュニケーションを重ねることで、オキシトシンによる安心感が生まれ、深い絆が結ばれます。

そして離れているとまた、相手を渇望して会いたいと思い、相手に会うたびに生まれる多幸感と安心感を日々の喜びとして生きていきます。

マンネリというのは、この安心感が得られなくなり、絆を失い、なおかつ次なる渇望もなくなってしまった場合に起きます。つまり、オキシトシンの安心感とドーパミンの報酬に基づく渇望と意欲が損なわれているために起きるものといえます。

マンネリの関係においては、第一にこのドーパミンを刺激する報酬をどこかにつくり出す必要があります。

つまり、恋に落ちた当初は、ただ会うだけで得られていた多幸感も、ドーパミンの仕組みの関係上、もっともっとと次を求めてしまうものなので、報酬になる何かが必要になるのです。

家族や恋人が休日に旅をしたり特別な場所に行くのはその渇望と意欲を生むためなのです。それはなにもお金のかかる高いものでなければならないということではありません。一緒に映画を観たり、コンサートに行くことでも構いませんし、おいしいごはんを食べに行くだけでもいいかもしれません。

逆にいえば、報酬をあまりに日常化してしまうことも問題かもしれません。毎日映画を観たり、おいしいものを食べていたら、やはりそれを特別な報酬という多幸感を得られるものではないものと認識するようになってしまうからです。

また、マンネリ状態になるもうひとつの理由は、オキシトシンの絆のやりとりも欠如してしまっていることです。

時にむやみに渇望して報酬が得られなくても、絆と信頼のやりとりがきちんとされていれば、人の心は健全ですし、不安感や倦怠感にとらわれることもないはずです。馴れ合いになってしまうと、本来大切なはずの絆のやりとり＝グルーミングをしなくなってしまい、心の安心感さえも欠如して心は不健全になっていきます。

男と女の愛情の関係が完全に破綻して別れてしまうプロセスには、この絆のやりとり＝ノンバーバルコミュニケーションの欠如が主因にある場合が多いのです。会って話さえすればわかるはずのことが、メールや電話だけのやりとりで確かな関係性を取り戻せないまま信頼関係が崩れ、二人の愛情は終わってしまうのです。

そしてこのオキシトシンとドーパミンの両方の作用を得ることができる最大のマンネリ解消法があります。それは子どもをつくることです。

子どもは、意欲の源であり、安心感を与えてくれるものでもあります。そしてなにより愛情の関係にある二人の分身でもあります。1対1の関係性に耐性ができ、なかなかフレッシュな環境をつくることが難しい環境にあっても、子どもというといつも新鮮な刺激とグルーミングによる安心感をくれる存在がいれば、飽きることなく、絆はいや応なく維持されるものです。

結婚して子どもをつくるというのは、健全な愛情の関係を育む上でとても自然で大切な作用なのです。

女はセロトニン
男はドーパミン

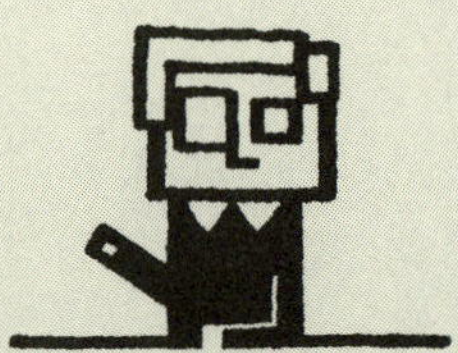

無気力で、消極的なおたく傾向の草食系男子に対して肉食系女子と呼ばれる女性が最近増えているようです。男性に対して積極的にアプローチし、意欲的に人生を謳歌するタイプの女性のこと。

肉食系女子というのはいつも意欲に燃えているので、ドーパミンの力で渇望しています。そういう意味では意欲さえない草食系男子よりは健全かもしれません。渇望している女子は男子のみならず金品にも意欲を持つものです。要するに肉食系女子というのは基本的にいろんな物を欲しがる傾向にあります。

女性がこのドーパミン原理で人生を謳歌するようになったのはここ20年くらいのことです。女性はどちらかというとセロトニン原理で生きているものです。男性を敬い、人とのふれあいに喜びを感じて人との絆を大事にして生きているものでした。

その傾向の根本には実は性ホルモンが深く関係しています。

女性にはエストロゲンという性ホルモンがあります。このエストロゲンは、女性のふくよかな乳房やつややかな肌など女性を女性らしくするために働くホルモンです。このエストロゲンが、実はセロトニンと密接な関係性にあります。エストロゲンは、女性の生理周期と同期して働いているのです。端的にいうと生理がやってくるとエストロゲンは減少し、生理が終わると増えはじめます。そしてセロトニンもこの女性の生理周期と同期して働きます。

つまり、エストロゲンとセロトニンの増減も同期しているのです。ですから女性ホルモンが活発に働くほどセロトニンも活発に働き、エストロゲンが減少している生理時期にはセロトニンも減少します。女性が生理時期になると鬱々とした傾向になるのはこの性ホルモンとセロトニンが密接に関係しているからなのです。

「女心と秋の空」という女性の移り気な性質も、実はこのセロトニンと生理周期が関係しているのです。そして女性らしさの象徴であるエストロゲンとセロトニンが同調しているということは、女性がセロトニン原理で生きる傾向にあることを証明しています。

一方、男性の場合は男性ホルモンのテストステロンが男性らしさをつくりだします。骨格をたくましくし、男性らしく意欲的な性質を演出します。このテストステロンはエストロゲンのように周期があるわけではなく、常に一定の作用をしています。

そして、テストステロンはドーパミンと密接な関係があります。**男性原理が、意欲的に労働し、夢を持って財産や名誉を獲得することに邁進する傾向にあるのは、このテストステロンとドーパミンが連動しているからに他なりません。**

この女性がセロトニン的、男性がドーパミン的という原則が壊れはじめているのが現代といえます。女性は社会進出することによって意欲的に生きることの喜びを知り、男性は女性的に穏やかで消極的なこともあります。

最近の女性は、意欲的でありたいと願うためにわざわざテストステロンを注射することもあると聞きます。肉食系女子が、ドーパミン原理になるのは、性ホルモンに反して幾多の事柄に対して積極的になっているためと考えられます。

一方で草食系男子はその意欲さえも失ってしまっています。そういう意味では肉食系女子の方が草食系男子よりは心は健全と言えるかもしれません。

ただ、肉食系女子は、このドーパミンが働きすぎる時があるかもしれないので、みずからの欲望が暴走してしまうことに注意しなければなりません。やはりセロトニン習慣を身につけていれば暴走することはありません。

そしてどんなに時代が変わっても、女性は子どもを生むということのための女性らしい穏やかさを、男性は家庭を支えるための意欲を持って働き、家を築くという人の本質的な幸せに向かって生きることを忘れてはなりません。

「見返り」は
求めるものではなく
絆が自然に生み出すもの

男女の愛情の関係に限らず、家族や友人との関係においてもよくあることが

「これだけのことをしてあげたのに、どうして何もしてくれないのか？」

という見返りを求めることです。

見返りを求めるということは、いってみれば報酬を求めるドーパミン原理です。何度も説明していることですが、ドーパミン原理に執着すると終わりのない渇望にとりつかれて最後には破綻を生んでしまいます。

この報酬という見返りしか頭にないというのが現代人の病理でもあります。もちろん報酬をまったく求めずに、ひたすら奉仕するというのもいささか無理がありますが、一番大事なことはやはり絆のやりとりによる信頼関係をきちんと築くということです。オキシトシンの絆のやりとりがきちんとされていれば、報酬をもらうことに執拗に執着することもありませんし、逆にオキシトシンの作用によって、むしろ報酬をもらうことができる脳回路も実はあるのです。

「信頼ゲーム」というオキシトシンの効用を知る上で重要な実験があります。

Aさんが B さんにお金を送金するというゲームです。Aさんが B さんに送る金額を指定し、送金すると実際には B さんには指定した金額の 3 倍のお金が入金されます。

Bさんは Aさんから予想していた以上の入金をしてもらうことで信頼感が強まり、オキシトシン活性が起きました。そしてAさんからBさんへの送金額が大きければ大きいほどオキシトシンの分泌量は多かったのです。送ったAさんのオキシトシンの量に変化はありませんでした。

また、Aさんに送金前にオキシトシンを鼻から投与するとAさんの送金額は高くなったのです。

そしてさらに興味深いのは、Aさんから入金してもらったお金の一部をBさんがAさんに返金するという実験を行った場合、Bさんへの入金額が多いほど返金率は高くなったのです。

これは、人と人の絆のやりとりを知ることにおいてとても重要な実験です。

特に興味深いのは、Aさんがオキシトシンを投与されると送金する額が高くなるということです。この実験結果は、人との絆のやりとりが強まりオキシトシン分泌が増えると、信頼関係を強固にするための報酬は、自然に増えていくということになります。

要するに、自分が相手に与えた何かに対する見返りがないのはおかしいと訴えるとい

うのは報酬に基づいた考え方によるもので、対象にストレスを生んでむしろ報酬につながらない場合も多く、逆に本来報酬は信頼と絆の延長線上にあり、信頼と絆さえ確立していれば報酬は自然にやってくるというオキシトシン的思考回路があるとおのずと報酬は増えてくるということなのです。

ことに家族や恋人との関係においては、労働対価を求めるというまるで会社組織のようなドーパミン的思考回路をやめて、信頼と絆のやりとりに対しての報酬をもらっているというように考えるといい結果を生む場合が多いのです。

求める「欲」を満たしたいと思うなら、むしろ求めるのではなく愛情を深めることによって得られることの方がはるかに多いということなのです。

気をつけなければいけないのは、必ずしも金額が高いものを与えることが、絆と信頼を高めるということではなく、金額の高いものが相手にとって信頼を深めるものであれば効果的であるということなのです。**つまり、高い金額をもらったから、高い金額を返すということではなく、あくまでオキシトシンが強く働いたためにその対価が増えたということだと私は思っています。**

つまり、強い信頼関係だけが大きな報酬をもたらすということなのです。

記念日はサプライズ

この信頼ゲームに基づいてオキシトシンによるグルーミングの有意義な活用ということを考えると、特に二人の記念日などを大切に祝うというのは絆を維持する上で大変大切な時間といえます。

祝い事をするということ自体が、いってみれば信頼と絆のやりとりそのものですから、その貴重な時間をいかに有効的に使うかということは大切なことです。

また、このゲームからわかることは、期待値以上の何かを感知するとオキシトシンが多く産生され、信頼感が増すというように推察することができます。

そう考えると、記念日を祝うという行為もなるべく期待値以上の何かを贈るということが大きな信頼感につながるのです。

つまり、予想もしないような喜びがあると絆が強くなるといえます。ですから、記念日などもあらかじめ予定やプレゼントを決めてしまうのではなく、なるべくさまざまな情報を見せないようなサプライズの方が良好なオキシトシン活性につながるのです。

日々のやりとりのみならず、さまざまな祝い事をし、かつ驚きのある関係性をつくることを心がけましょう。

「幸せ」は報酬では満たされない

人の幸福ということを考えた時に、一体どんなもので私たちは「幸せ」を感じているのでしょうか？

ここで幸せに関する調査をしたあるデータを紹介します。

それは「あなたは今幸せですか？」という問いに対する答えとそれに関連することについてのアンケート調査でした。この調査で大変興味深いのが、**自分が幸せだと答えた多くの人にとって大切なものは「家族」であり、幸せではないと答えた人の関心事は「収入」だったことにあります。**

この結果の背景には、もちろん不況という満足できる収入が得られないストレスもあるかもしれません。しかしながら私はこの結果は、やはり脳内物質がもたらす感覚によるところもあるのではないかと思っています。

労働して報酬を得るという行為にはドーパミン原理が働きます。このドーパミン原理によれば報酬を得た時の多幸感によって幸せはもたらされます。しかし、昨今の不況な現状においては報酬が満たされずにストレスになることも多いですし、報酬によって得た多幸感はすぐになくなり、次なる高みへの渇望によってまた意欲を湧きおこしますが、一度得た幸福は長続きしないものです。つまり、ドーパミン原理においては良くも悪くも「幸せ」を持続的に感じていることができないのです。

一方、人と絆のオキシトシン的やりとりによって起きる「幸せ」はドーパミンの多幸感ほど爆発的なものではないにしろ、ただ肌と肌、顔と顔でふれあうという日常が維持できれば持続的で安定した幸せを私たちにもたらしてくれます。子どもや伴侶との愛情を育む時間、友人と豊かなコミュニケーションをとりあう時間は決して派手なものではありませんが、確かで揺るぎないものです。

必ずしもお金をかけなければできないことでもありませんし、常に発展的に何かを行わなければならないものでもありません。日常の顔を合わせた何気ないコミュニケーションをとるということが幸せと感じられることが一番健全で有意義なことなのです。

この調査の際に「幸せではない」と答えた人の収入を聞いたところ、圧倒的に収入の高めの人の方が多かったそうです。これはやはり収入に執着することによって得られるものは幸せではなく、永続的な意欲と渇望感なのかもしれません。

確かにこのドーパミン原理によってある程度の財産は得られるようになるかもしれません。そして財産を手に入れることも決して悪いことではありません。**ですが、持続的「幸せ」は人との絆を築くことにしかないのです。**

第4章

生活

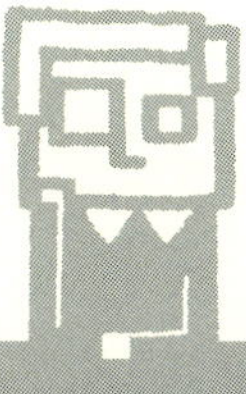

夜型を朝型にすると良いこと百倍

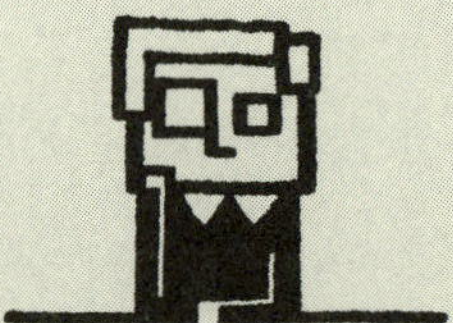

家族や友人との絆のやりとりにおけるオキシトシンの働きがとても大切なことは十分に理解できたと思いますが、果たしてセロトニンやオキシトシンの効用をどうやって生活の中に取り込んでいくべきかをこの章では取り上げていきたいと思います。

まずは、現代人の大きな問題のひとつである生活リズムにおいての効用についてお話したいと思っています。

日本に限らず、現代人の多くが、夜型生活を送るようになっています。24時間開いているスーパーやコンビニがあり、飲食店も夜通し営業している状態にあります。そのために夜の時間を有意義に過ごせるようになりました。

今まで使えなかった時間を有効に使えるようになって、とても便利になりましたが、そこに脳科学的な善し悪しの判断はされていません。

脳科学的にいうと夜型生活はよくないのです。

セロトニン活性は原則として朝、太陽の光を網膜が感知してからはじまり、夜暗くなるとセロトニン活性は弱まり、メラトニンが働いて脳はリラックス状態に入り、意欲や集中力を持って何かに取り組むのにはあまり向いてないのです。

むしろセロトニンが働かないことによる意識の暴走や依存状態を生みやすく、不健全な状態に陥りやすいといえます。

時にデスクワークなどは、夜の遅い時間でないと集中できないという場合がありますが、それは昼の街の騒音などのストレスがない環境だからだと言う人がいます。しかし、いくら五感のストレスは少なくとも夜の時間帯はセロトニンはきちんと働いていません。

集中力というのは、ノルアドレナリンが作用することによって働きます。しかしながら、同時にセロトニンが働かないと、暴走してパニックに陥りやすい側面もあるのです。そしてセロトニンが働かないということは、前頭前野のスイッチである共感脳も働かず、「できる脳」はうまく働いてくれません。

ですから、ストレスが溜まりやすく、前頭前野の働かない夜に作業をすると完成度の低い煩雑な仕事になってしまうことも多いのです。

逆に朝というのは、太陽の光量も十分にあり、セロトニンは元気に作用する時間帯なので前頭前野が活発に働きます。**それ故に夜と同じ時間でもはるかに高い集中力と意欲をもって仕事に取り組むことができます。**

ですから、夜遅くまで起きていて、朝遅めに起きる生活より、夜早めに寝て朝早く起きて活動する方がはるかに有意義な時間を過ごせるといえます。

夜遅くまで起きている方が、なにか得なんじゃないか、と思いがちですが、実際は無駄な時間を過ごしていることの方が多いのは、きちんと推し量ればわかるものです。

夜作業をするときちんとワーキングメモリーが働かず、柔軟な発想力が欠如した思考回路になっている場合が多く、かつスイッチ脳や共感脳も働きにくいので、直感力も集中力も働かず正しい取捨選択ができないことが多くなります。

日々無駄なく円滑に生活を送ろうと思う時に、ひとつひとつ正しい選択をしていくということは大変重要なことです。

買い物をする時、掃除、洗濯をする時、休日の過ごし方を考える時など、常識的な私生活を送る上でも間違えない選択を日々していくことは、非常に大切なことです。そのためのワーキングメモリーの働きや共感脳による直感力の働きを研ぎすまさなければなりません。

朝だと多くの時間がとれないという場合でも、朝の作業効率の良さまで考慮すれば朝型の方がはるかにいいということがわかるはずです。

掃除・洗濯・節約
いらないものは捨てる
シンプルライフが◎

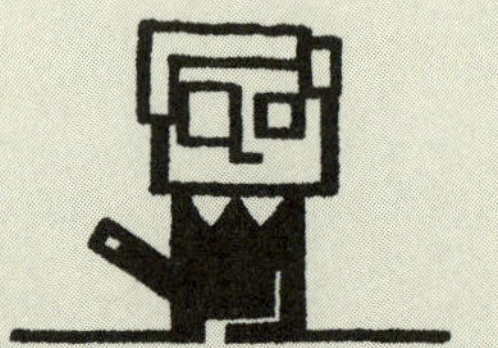

ストレスをなくすという観点で、生活を見直そうと思った時に視覚や思考の中のストレスをなくしていくということも大切です。

最近は、断捨離というやましたひでこさんが提唱する、なるべく物欲から離れ、必要最低限の生活に喜びを感じて生きるという選択が望ましいという考え方が流行しているそうです。

その思考回路はまさに、**欲望を足していくよりストレスを減らして心を豊かにしていくという、大変セロトニン的選択ともいえます。**

目に見える無駄なものや邪魔なものは極力持たず、必要最低限のものだけを部屋の中に置く。目に触れない押し入れの中にあるようなものでも、よく考えると使わないものというのはたくさんあります。これらもやはりストレスの一因であることがありますので、なるべく捨ててしまうとスッキリするものです。

必ずしも必要ではないものはなるべく持たず、逆に日々の生活に必要なものはどんどん充実したものにしていくというのが現代的幸福のあり方なのではないかと私は思っています。

もちろん掃除、洗濯などもリズム運動になりますので、毎日の習慣のひとつとして取り組むと、ストレスをなくしていく効果とセロトニン活性の一挙両得の効果があるといっていいでしょう。

掃除が苦手だという人の場合、すぐにすべてを片づけるということが難しいかもしれません。その場合には、一番頻繁に使う場所から順番に片づけるという習慣をつけるといいかもしれません。

通常は、玄関や水回りからやるといいとされています。禅の考え方で「脚下照顧」という考え方がありますが、それは足下をしっかり見つめて暮らすこと、転じて足下はきちんと片づけておくべきという意味があります。要するにまずは玄関先をキレイにすれば、だんだんすべてを整理するようになるし、きちんと現実的に物事を見据えるようにもなれるとした考え方なのです。

ですから、まずは玄関先からはじめてみるというのがいいかもしれません。そして、トイレや風呂場などの水回りもほぼ毎日使う場所ですので、できそうだと思えるならばやってみることをおススメします。

一度片づける習慣がついて、キレイにすることが心を豊かにすると実感できると自然と次々とやってしまうものです。

それと同じようにどんなにお金を手にしても、無駄なく節約する習慣をつけることもいいことです。

一度「モノ」への執着がはじまると終わりなき依存がはじまり、無駄なものを捨てるという思考回路との矛盾が起きて、本末転倒になってしまうことが多いのです。大震災の際には、節電や断水の二次被災を経験をした方は、人がいかに無駄に「モノ」に執着し、それによってどれだけのネガティブな事象を生んでしまったかを改めて考えた人も多かったかと思います。

「モノ」が十分にあればあるほど良い生活ができるという考え方は、もはや使い古された前時代的考え方です。今はいかに最良の選択をし、無駄を省いて一番大切なものや本当に必要としている事柄を充実させて生きるという考え方が良い結果を生み出す時代だと私は思っています。

自炊が脳活

掃除や洗濯などの日常生活の中で得られるリズム運動という意味では、自炊のプロセスというのは非常にセロトニン的といえます。

まず、料理を自分で作ろうという時には、買い物をしなければなりません。買い物をするためには、スーパーに行かなければなりません。そして、スーパーへ行くには大抵の場合が歩いて最寄りのスーパーまで行くものです。

この時にきちんとウォーキングに集中することで十分なセロトニン効果があります。昼の明るい時間帯に行くことができれば、太陽を浴びることにもなるのでさらに理想的です。

そして、自炊を習慣にすることができれば、ウォーキングを習慣にすることと同じことなので、まさに一石二鳥の最良の選択になります。

さらに買い物をしたあと、台所を掃除し、料理を作るというプロセスもリズム運動です。野菜を丹念に洗い、包丁でリズムよく刻んで調理し、食べたあとには、キレイに洗ってストレスもなくす。

そして実は食べる時の咀嚼、つまり噛むという行為もリズム運動のひとつなので、よく噛んで食べるということも有効的です。

このプロセスを日々の習慣にするだけでセロトニン活性になるのです。

時に著名人の中でも料理をするのが趣味という人もかなりいますが、彼らは、そのプロセスが絶好のストレス解消になり、メンタルヘルスにも良いことを知っているのです。

また、詳しくは後述しますが、セロトニンの材料となるトリプトファンを摂取するためには、肉主体のコンビニ弁当生活より豆や魚、野菜中心の食生活にシフトした方が、より健全な選択になります。

いずれにしても自炊をすれば、節約にもなりますし、食生活が健康的になるということにもつながり、怠惰な生活をフレッシュに変換することにもなります。

昨今は、男性といえども「弁当男子」なる自炊弁当も流行していると聞きます。この機会に流行で終わることなく、自炊することを習慣にして、食生活から心のケアをはじめるというのもいいかもしれません。

買い物する、料理、咀嚼、洗い物というプロセスにセロトニン効果がある

肉は×
豆・野菜・魚生活を
バナナは◎

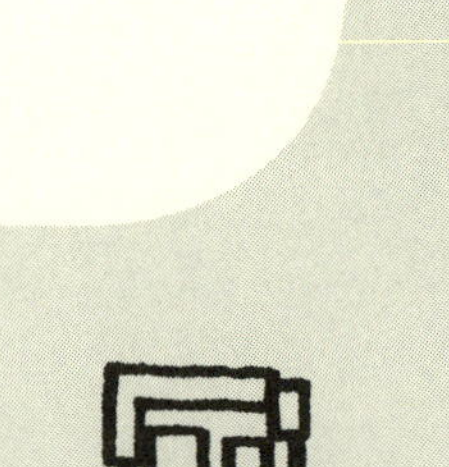

セロトニンを直接食事からとることはできませんが、セロトニンの材料となるものを摂取することは可能です。

セロトニンの材料はトリプトファンという必須アミノ酸です。トリプトファンは、納豆や豆腐、醤油などの大豆製品、牛乳、ヨーグルト、チーズなどの乳製品、ごま、卵、青汁によく使われるケールにも含まれます。おもに豆類や乳製品を取り入れるといいことがわかっています。

そしてこのトリプトファンだけでは、セロトニンは合成されません。炭水化物によって脳に送られ、ビタミンB6と合成することによってつくられます。

ビタミンB6を含む食材は、玄米、大豆製品、にんにく、しょうが、アジ、イワシやカツオなどの魚の赤身、アボカドなどに含まれます。炭水化物は玄米、米、パン、果物などに含まれます。ちなみに動物性タンパクである肉類は、セロトニンの合成を阻害する食べ物です。

このようにセロトニン合成に最適な食べ物ということを考えると、簡単に浮かんでくるのが古き良き日本の母の味です。アジの開きに納豆、玄米ご飯に豆腐のみそ汁と典型的な日本食にはこの3つの要素がふんだんに含まれた素材が入っています。特に味噌や醤油、豆腐などの大豆製品は日本食には欠かせない食材や調味料なので、**日本食はセロトニン活性に最適な食べ物といえます。**

なかでも精進料理といわれるお寺で食べる豆や野菜中心の料理は、肉を使わないので、まさにセロトニン料理そのものともいえるものです。

この肉を多くとらず、豆を中心にした食生活は、セロトニン活性のみならず、健康維持のためにも効果的ですし、ダイエットにも良いといわれています。

完全に肉を抜くのは難しいかもしれませんが、肉の量を減らし、大豆タンパクで補ったり、野菜をたくさん食べるという選択をするとセロトニン活性という意味では有意義かと思います。

日本食だと焼魚定食、五目煮、豆腐のみそ汁、納豆ご飯などいわゆる母の味。欧米料理でも典型的な朝ごはんのチーズにパン、牛乳、サラダというのも選択肢としては悪くありません。また、地中海料理はわりと魚中心で豆のスープやサラダも多く、チーズやヨーグルトなどの乳製品もふんだんに使っているので、セロトニン効果はかなり期待できます。

そしてなによりもセロトニン合成に最適なのがバナナです。

バナナには、トリプトファンもビタミンＢ６も炭水化物も含まれているので、いってみればバナナを食べていればセロトニンは合成されるのです。

どうしても肉食がやめられず、豆類や野菜食に興味が向かないという人はバナナを食べる習慣をつけることがいいかもしれません。

そして、よく認識しておいていただきたいのが、セロトニンを合成するためのトリプトファンはそれほどたくさんは必要がないということです。

大量に豆やチーズを食べたからセロトニンがたくさん出るということはなく、セロトニンをたくさん分泌してくれるのは、セロトニン活性のための３つの習慣です。

トリプトファンやビタミンＢ６はあくまでもセロトニンの原料になるものであり、食べて合成したからそのまま分泌が促進されるということではありません。

リズムよく体を動かし、ふれあいを育み、太陽の光を浴びることによってセロトニンが分泌され、心の元気をつくり出すのです。

うつはうつる

知人や家族にうつ状態の人がいる場合に気をつけなければいけないのが、うつの人に同調して自分も相手の生活習慣や心の闇につきあっていると自分もうつ状態に陥りやすいということです。

時に夫婦揃って精神疾患で生活保護をもらっているというような場合がありますが、それはまさに典型的なうつが伝染した状態といえます。正確にいうとうつ状態の人のストレスを近しい人も同じように受け止め、かつ不健全な生活習慣にも合わせてしまってセロトニン活性を損なうと自分も心の暗闇に落ちてしまうということなのです。

ですから、**どんなに相手を助けようと思っても相手の生活リズムに合わせてはいけません。本当にうつ状態の人を助けたいと思うなら自分は正しい生活習慣を維持しなければいけません。**

その上で相手の生活習慣も少しずつ変えていくように努力することです。相手の心を改善するにはまず自分を維持することを忘れないようにしなければならないのです。場合によっては自分の心を改善することが相手の心を修復する糸口になる場合もあるかもしれません。

習い事・オフ会
サークル活動は◎

リズム運動ということでいうと、水泳やダンス、エアロビ、日舞などの習い事やジム通いは最適です。冒頭にジム通いより毎日歩く方がいいと述べましたが、ジム通い自体は、何もしない人の何倍も良い効用を生みます。

毎日とはいわないまでも、できれば3日に1回くらいは周期的に通えるとよりいいでしょう。リズム運動によるセロトニン活性のみならず、運動をすると代謝が良くなるので、健康維持の意味でも有効といえるでしょう。

日常のセロトニン習慣＋ジムなどができると理想的です。

その他、フットサルや野球、バレーボール、なわとびやフラフープなどのスポーツサークルに属して定期的に体を動かす習慣もいいことです。特に団体競技は、リズム運動だけではなく、ふれあいによるグルーミング効果もあるので、メンタルヘルスには効果的です。

また、あるうつの大学生が朝と晩になわとびをする習慣をつけたらうつが治ったという事例もあり、なわとびやフラフープなどあまり通常やらないものでも、リズム運動としては適していて、思っている以上に効用がある場合もあります。

また、昨今は、オフ会というネットコミュニティの懇親会があると聞きました。ネット上のコミュニティというのは、それ自体はグルーミング効果がほとんどないので、あまり健全とはいえませんが、オフ会をしてふれあう時間をつくることは大変有意義だと思います。

ネットコミュニティに依存している人の多くが、あまりノンバーバルコミュニケーションをしない傾向にあると思うので、少しでも人とのふれあいをすることで、健全なコミュニケーションの喜びを体感してほしいと思います。

同じようにカメラや料理教室などの勉強会やサークルなども、人のふれあいが得られるいいチャンスです。必ずしもリズム運動を含んでいなくても、何人かの人とフェイス・トゥ・フェイスのコミュニケーションが得られる環境に身を置くことは、メンタルヘルスの上では良いことです。

一番よくないのは、無駄に動きたくない、浪費をしたくないという理由で自宅で孤立する傾向になることです。節約だからといって、他者との関係を断絶してしまうと、むしろ心は鬱々とした傾向になって悪循環です。

適度にセロトニン習慣をつけて心に元気をあげることを忘れずに。

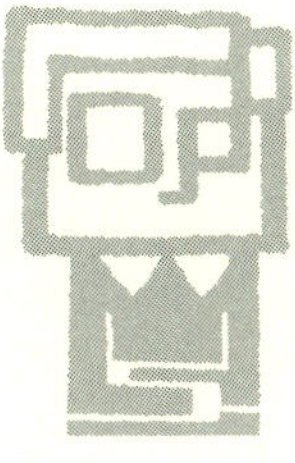

山ガールは
セロトニン女子

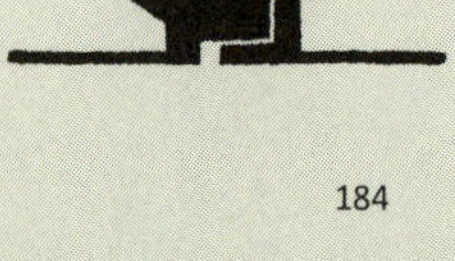

昨今は、バブル経済の反動からか、派手に着飾るよりもナチュラルな天然素材を好み、積極的に外へ出かけて登山をしたり、有機野菜食に凝る女性のことを山ガールというそうです。

彼女たちは、既成のブランドファッションに身を包むことはなく、むしろいかに健康に美しく生きることができるかという生活スタイルをみずからのブランドにしています。それはまさにセロトニン的女子といっていいでしょう。

ことに山ガールの登山の仕方は大変有効的です。彼女たちは本格的な登山ではなく、日帰りで行けるトレッキングのようなスタイルで山登りを楽しみます。

セロトニン活性においては、適度な運動が最適とされていますので、極度の疲労を伴う本格的登山よりも有効的といえるでしょう。

そして彼女たちは、玄米食や有機野菜グルメなどのヘルシー志向もあるので、心も体も大変健康的な傾向にあります。

なによりセロトニン効果で抗重力筋により全身の筋肉に張りが出るので、スタイルも良くなりますし、顔の色つやも良くなるので、本当の意味で健康的な美人になるのです。

山ガールはこれからの時代を担う美女のあり方といってもいいかもしれません。

絆と太陽光をつなぐ
オープンな家づくり

日々の生活の中で一番大切なのは、自分が住む「家」です。家族がある人も独身の人もどんなことがあっても家に帰っていきます。どういった家づくりがメンタルヘルス的にいいのか、ということを考えてみましょう。

家において大切なことは、オキシトシン的絆のやりとりがしやすい環境、太陽の光を採り入れてセロトニン活性が常にされやすい環境といえます。

絆のやりとりであるグルーミングがされやすい環境というのは、基本的にオープンでなければいけません。家族、友人たちと開かれたコミュニケーションを行いやすい環境です。そして太陽光という視点で考えた場合でも、やはり窓が多く、部屋の仕切りも少ないオープンな家ということになります。

これらの条件を兼ね備えた物件はどんなものか？　と考えをめぐらせた時に簡単に出てくるのは、やはり古き良き日本家屋なのです。

部屋と部屋はふすまと障子で区切られることで仕切りはフレキシブルかつ光も適度に採り込み、縁側は十分に光を採り入れて家族や友人の有意義なコミュニケーションの場となっていました。

そして、畳というのも洋室以上に人と人の距離を縮め、グルーミングを有意義に行う環境にありました。古き良き日本家屋はこの人と人とのコミュニケーションと太陽光を採り入れるのに、四季のうつろいがはっきりとしていて狭い国ならではの大変使いやすい構造になっていたのです。

高度経済成長期の後半から、日本は核家族化が進み、家もほとんどが西洋化しました。**一人1部屋ドアで完全に閉ざされた「個」の自由を尊重した西洋的家は、日本においては、ポジティブな側面以上に閉塞的な状況を生み出しました。**ひきこもりやワーキングプアは、ある意味ではこの閉塞的家の構造がつくり出したものなのかもしれません。最近ではまたこの西洋化の傾向を改め、日本の風通しの良い家のあり方を見直す趣向も出てきました。

私は必ずしも大きくてゆとりのある家が幸せであるとは思っていません。戦後から高度経済成長期にかけての日本では、畳敷きの居間で食事をとり、最低限の家具を使い、寝る時には机を片づけて親子は川の字で寝るのが常でした。この肌と肌のふれあいがある環境がメンタルヘルスを向上する上で大変重要なことです。

家を選ぶ時は、太陽の光となるべく部屋の仕切りが少ないということが健全な心を養う上では大切になります。

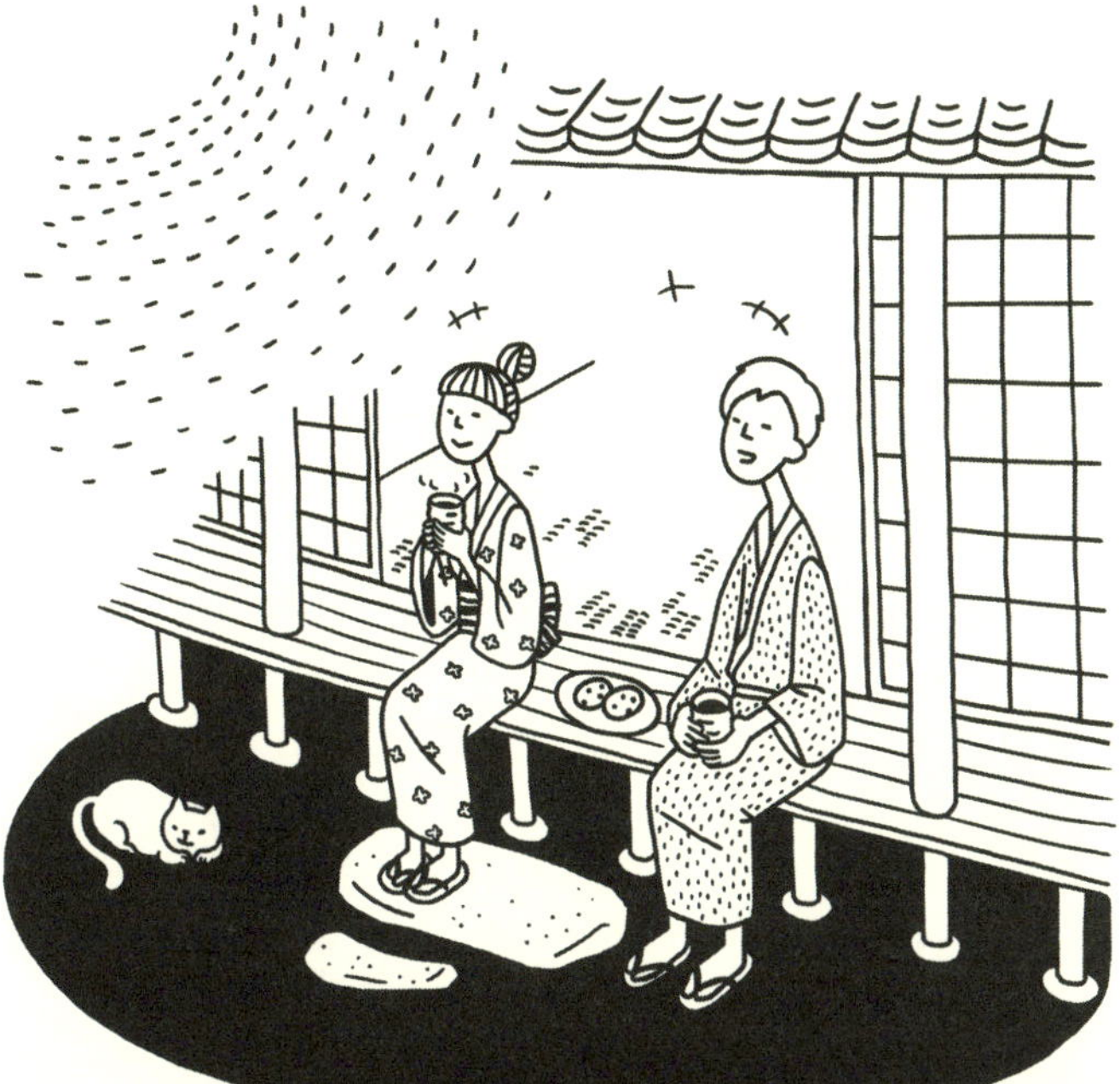

昔ながらの日本家屋には光と絆を結ぶ工夫がたくさんあった

第5章 仕事

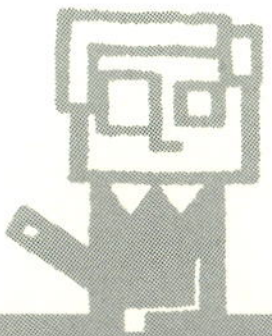

「噛む」を大切に

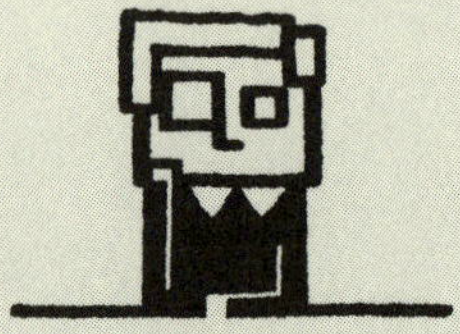

生活空間の中におけるセロトニン習慣をここまで紹介してきましたが、ここからは働くサラリーマンやOLが、いかにしてセロトニン習慣を取り入れるかを説明していきたいと思います。

多忙で薄給の現代の厳しい経済の中でいかにして日々のストレスを回避して、心を元気に維持できるかは大きな命題です。

また、先だっての震災のような危機に直面した時に冷静に心を落ち着かせて仕事に集中するためにも良い効用があります。

多忙に働く人にとって一番良いのは、仕事をしながらでもできるセロトニン習慣です。デスクワークにいそしみながらできるものでいうとリズム運動でしょう。

「噛む」ということは、セロトニン効果があるということはすでに前述した通りです。ですから、**風紀的問題さえなければ、忙しい時や集中力を必要とする時にガムを噛むことは大変有効的です。**やはりリズムよく5分以上噛み続けるといいでしょう。また、ガムのみならず最近は、おしゃぶりこんぶや噛む飴などいろんな噛むお菓子があるので、なるべく硬めのものを選んで噛む習慣をつけるのもいいでしょう。ただし、必要以上に摂取して糖分のとりすぎにならないよう十分注意してください。

そして、食事の時も同様、硬い食べ物を取り入れて噛むことに十分時間をかけて意識を集中させるのもひとつの選択です。干物やナッツ類、キャベツやれんこんなどの歯ごたえのある硬いものをなるべく食べるようにするというのも大変有効的です。

「ストレスが溜まったらよく噛む」というように咀嚼を意識して行うというのは、一番簡易で誰にでもできるセロトニン習慣です。

また、通勤時間のウォーキングに集中してリズム運動を取り入れることも、生活の項目で述べたのと同じように有効な事柄です。同じように仕事の合間に肩回しや首振りなどの簡単なストレッチをやはり5分以上行うのもかなり効果的です。

どんなに忙しくても多少の息抜きは誰でもするものです。そのほんの5~20分の間にする行為のちょっとした違いで、一日のモチベーションが全然変わる場合があります。

少しの変化の積み重ねで持続的元気を手に入れましょう。

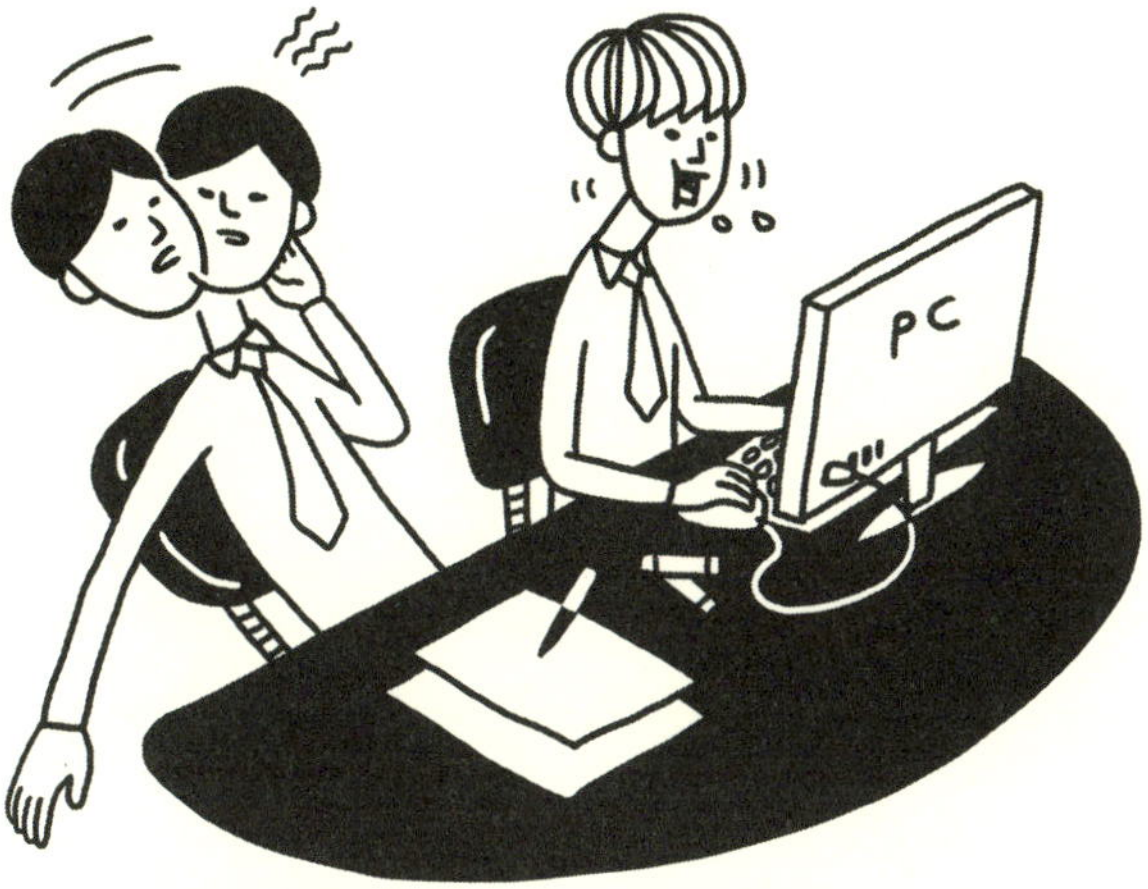

仕事の合間にもちょっとしたセロトニン習慣を心がけましょう！

デスク回りは毎日キレイに

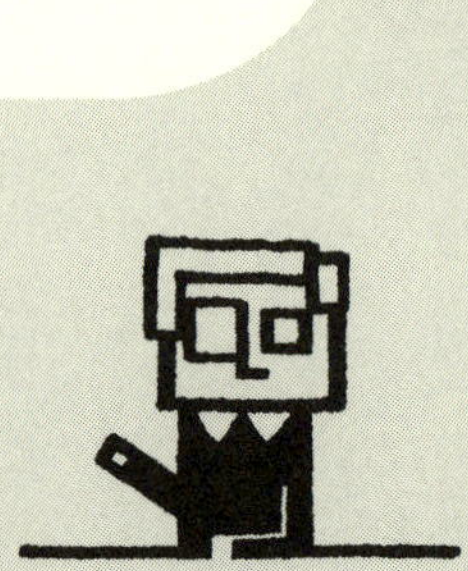

さて、セロトニン習慣をつけるということだけでなく、やはり仕事場においてもストレスそのものを減らすというベクトルに目を向けてみましょう。

多忙な人というのは、多くの場合が自己管理に手がまわらずにデスク回りが汚いままの場合があります。致し方ないことではありますが、あまり良い傾向とはいえません。

視覚的に雑多な状態にあることは、そのままストレスにつながりますし、棚やデスクが整理されていないと仕事効率の妨げにもなります。

なるべくこまめに毎日デスク回りは片づける習慣をつけるべきです。同時に雑多になりにくいようにデスクをカスタムしていくことも大切です。

やはり無駄にとってあるものは捨て、中途半端に積み重なった資料などは、棚を作ったり、整理し直すなどして使いやすい状態を維持していくようにしましょう。デスクの引き出しの中も、何年も使っていれば今は使わなくなったようなものも入っていたりするものです。

この数カ月以内に使わないものは、まず使わないと考えて捨ててしまうか、少し高価なものであったり、稀少なものであれば家に持ち帰って押し入れにしまうなどしてデスク回りを機能的にしましょう。

接待は積極的に

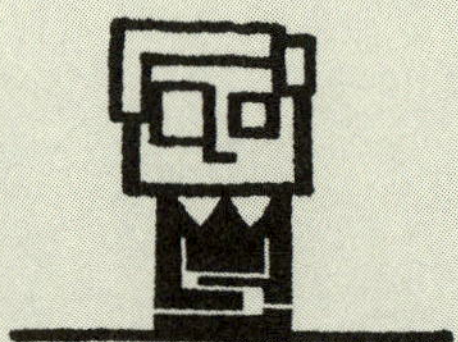

それでは、ビジネスにおけるグルーミングの効果というところに着目してみましょう。オキシトシンの信頼ゲームを思い出してください。人と人の信頼関係が増しオキシトシンが分泌されると多く分泌した分だけ送金をするという実験結果がありました。その結果から推察できるのは、絆や信頼のやりとりをすることによってオキシトシンが分泌され、報酬を渡すことに積極的になるということです。

それはビジネスに置き換えると、接待をすることとの大切さだと思います。オキシトシンはグルーミングによって活性化されます。

昨今はクライアントとのやりとりにおいて、打ち合わせもメールや電話で済ませてしまう、交渉ごともメールと電話をして、無理ならあきらめてしまうということもあるかと思います。しかし、前述の信頼ゲームの例で考えると、きちんと接待によってグルーミングして活発に絆のやりとりが行われれば、その信頼に基づいて購買意欲も湧くということになります。

ここ数年は、不況による経費削減の影響もあり、昔に比べてそういった接待によるやりとりが縮小気味のようですが、実はとても有効的なものだったということです。クライアントとともに有意義な時間を過ごし、親交を深め、信頼関係が強くなると仕事を頼む気持ちも強まるということが、このゲームからわかります。

つまり、電話やメールでどんなに何回もお願いしても、実際に会って接待することの方が何倍も結果を生む可能性が高まるということです。

このクライアントとのオキシトシンによる信頼を築くということの効果は、接待だけでなく、お中元などの贈り物を贈るということでも同じ効果を得られると考えられます。

すでに生活の項目で述べたように、プレゼントを贈ることにオキシトシン効果があることがわかっています。ですから、お中元や贈り物を逐次贈ることは、のちの契約や仕事をもらう意味でも大変効果的だということになります。

しかも、実験結果をそのまま信じるとすれば、価値の高いものを贈った人ほど、より仕事や契約をもらいやすいともいえます。高価か安価かにかかわらず、相手にとって価値を感じるものをきちんと選んで贈ってあげると良い結果が生まれるかもしれません。

しかし、信頼というのはグルーミングのみならず、実際の仕事ぶりやコストパフォーマンスなどの総合的な判断に基づいてできあがるものですから、ただただ接待すれば必ず仕事がとれると考えてはいけません。

とはいえ、接待や贈り物をした方が脳科学的にもより効果的であることは間違いありません。

　確かによく考えてみれば、同じ物を一度でも懇意になったことがある知人に勧められた場合と、まったく知らない人に一生懸命勧められた場合とでは圧倒的に前者の方が有利であることは間違いないものです。

　そういう意味では、仕事の営業をしたり、大切な取引先にも積極的に出向いて、顔を合わせてコミュニケーションをとるということは大変重要なことだといえます。

　グルーミングというオキシトシン効果のみならず、本質的に何かを伝えようという時には、電話やメールでは不可能です。表情や仕草などの他、さまざまな情報を会うことによって判断してひとつの決断をくだします。絆のやりとりをきちんと行うということだけではなく、ノンバーバルコミュニケーションによる円滑なやりとりという意味でも、なるべく顔を合わせてやりとりをすることが大変大切なのです。

　どんな場合においても大事な話だと思った時には、横着することなくフェイス・トゥ・フェイスで行うことが大切です。

「絆」のやりとりが
テクニックより大事

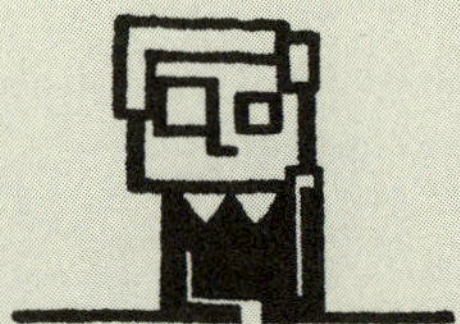

上司と部下の関係性、もしくは雇用する側とされる側という関係性を端的にいうと労働する側と報酬を払う側といえます。

雇う側は、報酬に見合う仕事をしてほしいと願い、働く側も労働に見合う報酬が欲しいと思っています。通常、この関係性は、単純には成果に対しての評価のみが報酬の対象になるものです。つまり、良い仕事をいっぱい短時間にできれば、能力が高いと認められ、高い給料をもらう条件になります。

しかし、この判断基準はあくまで客観的な見方であって、実際のところはそれだけでは評価されません。そこで前述の信頼ゲームの実験結果に基づく考察をすると、**やはりクライアントとの関係同様、絆のやりとりに基づくオキシトシン活性によって、報酬が変わる、要するに評価も変わってくるということになります。**

これは個人によって判断基準が違うかもしれませんが、結局のところ信頼関係が強まるともらえる報酬も高くなり、報酬が高くなると労働意欲も増すという良質な循環を生むのです。その信頼の元は、単に成果をきちんと上げるという場合もありますし、成果ではなくても信頼関係を生むコミュニケーションを常にとっているということでもいいということです。そしてオキシトシン原理で考えれば、信頼関係が成果を生む場合もあるともいえます。

時に技術的能力がなくても愛嬌ひとつでやっていける人というのがいますが、それはまさにコミュニケーション力による成果を生む人だからなのです。

そういった人の場合は、技術力ではなくコミュニケーション力によって仕事を成し遂げる能力があるのです。技術や知識ではなく、人と人の絆を大切にすることで得られる成果というのは、時に技術よりも有益な場合がたくさんあります。

つまり、人の評価というのは、技術や知識のみならず、コミュニケーション力もその中に含まれているのです。

上司と部下の関係にそれを置き換えると、会社組織という中においても絆のやりとりというグルーミングを適宜行うことで、上司は部下への報酬を増やし、部下は上司を喜ばせる成果を上げる努力をするのです。

ですから、本来組織の中で一番重要視しなければならないのは、技術や知識という目に見える成果ではなく、絆や信頼のやりとりであるグルーミングがきちんとされているかいないかなのです。ただでさえ、不景気で薄給の状況にあっては、この絆のやりとりが心を支える基盤にもなり得るのです。

そして、この信頼ゲームに基づいて考えると、上司と部下という報酬に基づく関係性においては、**大風呂敷を広げるより現実的な最小限の報酬の保証をして、あとから歩合や賞与で報酬を増やしていく方が良いということがわかります。**

これは、送られる金額が期待値より増えるほどオキシトシンが増えることから想定できます。つまり「○年したら○○円払えます」と期待させるより「今は○○円しか払えない」と謙虚で現実的な報酬をきちんと申告して、物事が好転したり、確かな成果を得られた時にはじめて報酬を増やす方が、オキシトシン活性の観点でいうと労働する側の労働意欲は刺激されるということになります。

もちろん、クライアントとの関係において、ある程度大風呂敷を広げた方が、効果的な場合もありますが、ことに上司と部下という関係における時は、常に現実的な最小限の条件を伝えて理解を求める方が、間違いなく好循環な組織に育っていくと私は思っています。

いずれにしても、絆のやりとりによるグルーミングは、報酬に直結する効用のあることだと認識して組織の営みを考えていくことはとても大切なことです。

「ココ一番！」の前は運動しよう

セロトニン習慣は、心の安定のみならず、できる脳＝前頭前野を活発に働かせることはすでに述べました。この作用は、いざ本番という大事な時に強い力を発揮するように作用します。

それは、野球選手が試合前に座禅を組んだり、ガムを噛んだりすることからもわかります。そのことはスポーツ選手ばかりでなく、働くビジネスパーソンにも当てはまる事柄です。**ここぞという時のプレゼンやスピーチ、瞬時に的確な判断を必要とする緊張感のある状況において、このセロトニンが十分に働いていることがとても大切なことになります。**

そして多くの人が、こういった緊張感を伴う局面の直前は、静かに安静にする選択をする場合がありますが、私はそれは間違いだと思っています。なぜなら何もしないということの中には、緊張感というストレスを受け流すセロトニン活性の力がないからです。むしろ大事な時の前は、ジムに行ったり、散歩をしたり、いつも習慣にしているセロトニン習慣をきちんとこなすことの方がはるかに大切なのです。

赤ちょうちんで一杯が大切

多忙に働く人たちにとって大切なオキシトシン＝絆のやりとりにおいて有効な事柄がもうひとつあります。

特に社内関係を良好にするために良いのが、多くのビジネスパーソンが行う「赤ちょうちんで一杯」です。**この帰宅前のちょっと一杯の息抜きの習慣にグルーミング効果があり、オキシトシン産生をすることでストレスを解消する作用があるのです。**この酒場で一杯というのは、日本の経済が伸びた高度経済成長期の象徴ともいうべき文化でした。

私は、当時の日本人がエコノミックアニマルといわれるほどに働き続けられたのは、この大衆酒場の文化によって強い絆を保つことができていたからだと思っています。

昨今は、不況や震災による自粛と経費削減や減給などの影響で酒場に頻繁に出かける傾向は減っていると聞きます。ところが一方で、庶民的な店がひしめく横丁ブームが再燃し、酒場に集うサラリーマンもまた増えてきているとも聞いています。それは男性サラリーマンのみならず、女性の間でもブームになって、最近は酒場に集い、ホルモンや焼肉を楽しむ女性たちも日増しに増えていると聞きます。

どんなに苦境に立っていたとしても、ストレスの多い今という時代の中で、人との絆のやりとりを行う場を減らすべきではないと私は思っています。

大震災で価値は「個」から「家」へ＋シフト

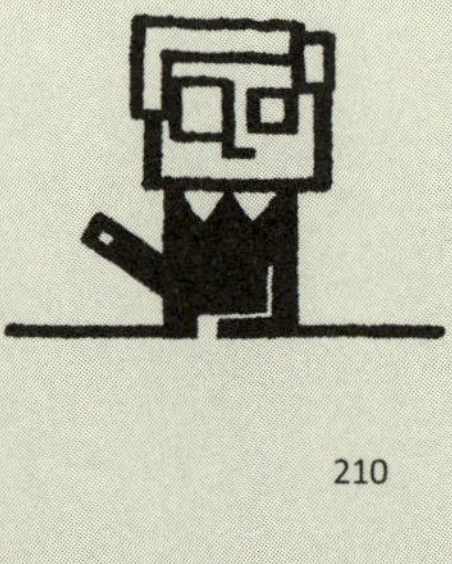

東北から関東を襲った未曾有の大震災によって多くの人が被災し、日本中が大きなショックを受けました。

震災のショックばかりでなく、原発の放射能の恐怖は首都圏の人々にも襲いかかり、多くの人々が錯綜する情報の中で混乱状態に陥りました。

エジプトではネット革命によって大きな成果を得たネット情報網は、このたびの震災においても大きく活躍したと同時に、マスメディアへの不信があったせいもあり、不確定な情報の氾濫も併発し、都市はパニックに陥りました。

実際、私が知るかぎりでは、情報に翻弄されてパニック状態に陥ったのは、茨城や栃木の郊外ののどかな環境に住む人より都心部に住む多様な情報を得ようとする人の方が多かったように感じています。

この構図はまさしくドーパミンとノルアドレナリン原理で「情報」に依存状態になった人たちが、ストレス過多になり、セロトニン的安定を得られないまま「情報」の精査を行うことができずにパニックに陥ったことによるものなのではないかと思います。

実際のところ情報量が明らかに足りないテレビを見ているより、ネットから情報を探し出した方が速くて量も多いのですが、その情報があまりにも膨大で確かな取捨選択が難しい状態になっていたことは間違いありません。

この情報を得ようという時には、知的好奇心を手に入れたいという渇望ストレスが働きます。つまり情報を得たいというのはドーパミン原理が作用するのです。そしてもちろん危機というストレスによってワーキングメモリーはいつも以上に働きます。それを人ではなく、ひたすらテレビやネットから得ようとするとセロトニンが作用する余地がなく、依存と暴走の負のスパイラルを引き起こします。

これはいってみれば「情報」のバブルが引き起こした破綻状態のひとつなのです。もし、そのような状況下でも呼吸法を実践したり、ストレッチなどでもいいので、セロトニン活性をして心を落ち着かせることができれば、もう少しパニック状態は制御できたかもしれません。

しかし、この大きな災害によって得られたものもあるのです。

それは価値観の変容です。私は常々、バブル以降人の価値観は「個」に固執する傾向にあり、本来持つべき人と人がオキシトシン的絆によってつながり「家」や「国」を重んじる社会に立ち戻らなくてはいけないと感じていましたが、この大きな震災によってまさに日本に意識変革が起きたと私は思っています。**「私がよければそれでいい」とい**

う価値観は反転し、半ば強制的に「国が良くなるために何かをしなくてはいけない」というように変容しはじめています。

単に東北が被災しただけでなく、放射能の恐怖や電力に対する不安が、日本国中に広まったことによって、日本全体は一致団結して何かを成し遂げなければいけない、という状態にいやが応でもなっていったのです。

もちろん、国を良くするということに対して、それぞれベクトルは違う方向に向いている場合もありますが、大切なのは意識が個人ではなく、全体に向かっているということです。この価値観こそ本来日本が、戦後から高度経済成長期のはじめに持っていた健全かつ驚異的な成長を生むに至った価値観なのです。

私はむしろこの震災をきっかけに思考回路は改善に向かい、さまざまな悪循環が好循環に向かっていくと感じています。

ただ、時代背景が高度経済成長期とはかなり違うので、もっと複雑な構造ではありますが、多くの人たちの考え方がより良い方向に向かっていくに違いないと私は信じています。この大きな転機に、もっと「家」や「絆」の大切さに目を向け、本当の意味での持続的な幸せに向かっていけるに違いないと私は願っています。

「粋」と「わび・さび」がどん底の日本を救う

震災が起きた時、世界でも稀に見る大きな災害にもかかわらず、「情報」においてはある程度のパニック状態に陥ったものの、欧米諸国に比べ、有事の直後にしては非常に冷静な対応をした日本人の品格に世界中が驚きました。大きな暴動が起きることもなく、街が大幅に荒らされるという事態も避けられました。

これは日本人に古来から根づく、他者を重んじる心意気がなし得たものだと思います。**被災者にしても、二次的に被災した人にしても、我先にと焦ることなく、冷静に譲り合うことができた人が多かったのは、「わび・さび」や「粋」「武士道」など日本人の潜在的意識に宿る心が有事に働いたことによるものなのではないかと私は思っています。**

「粋」というのは江戸の日本において栄えた価値観で、仁義や絆を重んじ、私欲に生きるよりももてなしをすることを良しとする考え方です。そして、「わび・さび」というのも質素でシンプルな風情を良いと感ずる心意気のこと。

この欲望に生きることなく、他者を敬って生きるという考え方は決して悪いものではありません。「人に尽くしてばかりでは、自分は何も得しないではないか」と考える向きもありますが、そういうことではありません。

もちろん終始無償で人に尽くしていては生活することさえままならなくなるので、あまり行き過ぎた「粋」な心意気はよくありませんが、今多くの日本人が被災者や大変な目に遭っている人たちに対して「粋」を示すのは、こういった古来から日本人が持っていた価値観を呼び覚ましたからなのではないかと私は思っています。

それは「武士道」にもあることです。

武士道は無念無想で常に平常心であることを良しとし、他者に対しては慈愛の心を持って対処し、日々覚悟の精神で生きていました。

その考え方は、武士が隆盛を極めた江戸の文化を支え、今日においても無意識で根ざし続けていた思想です。

オリンピックやワールドカップなどことあるごとに「サムライ魂」を標榜する背景には、そんな日本人の強い心意気がありました。

そして、現況の危機的状況においても、まさに平常心で心をひとつにし「粋」の心で他者を敬い、絆のやりとりをすることで意欲を持ってストレスを克服していけるのです。

欧米的自由主義が浸透して社会が発展した状況の中でいかにして日本らしさを取り戻すかがこれからの日本の社会に求められることだと私は思っています。

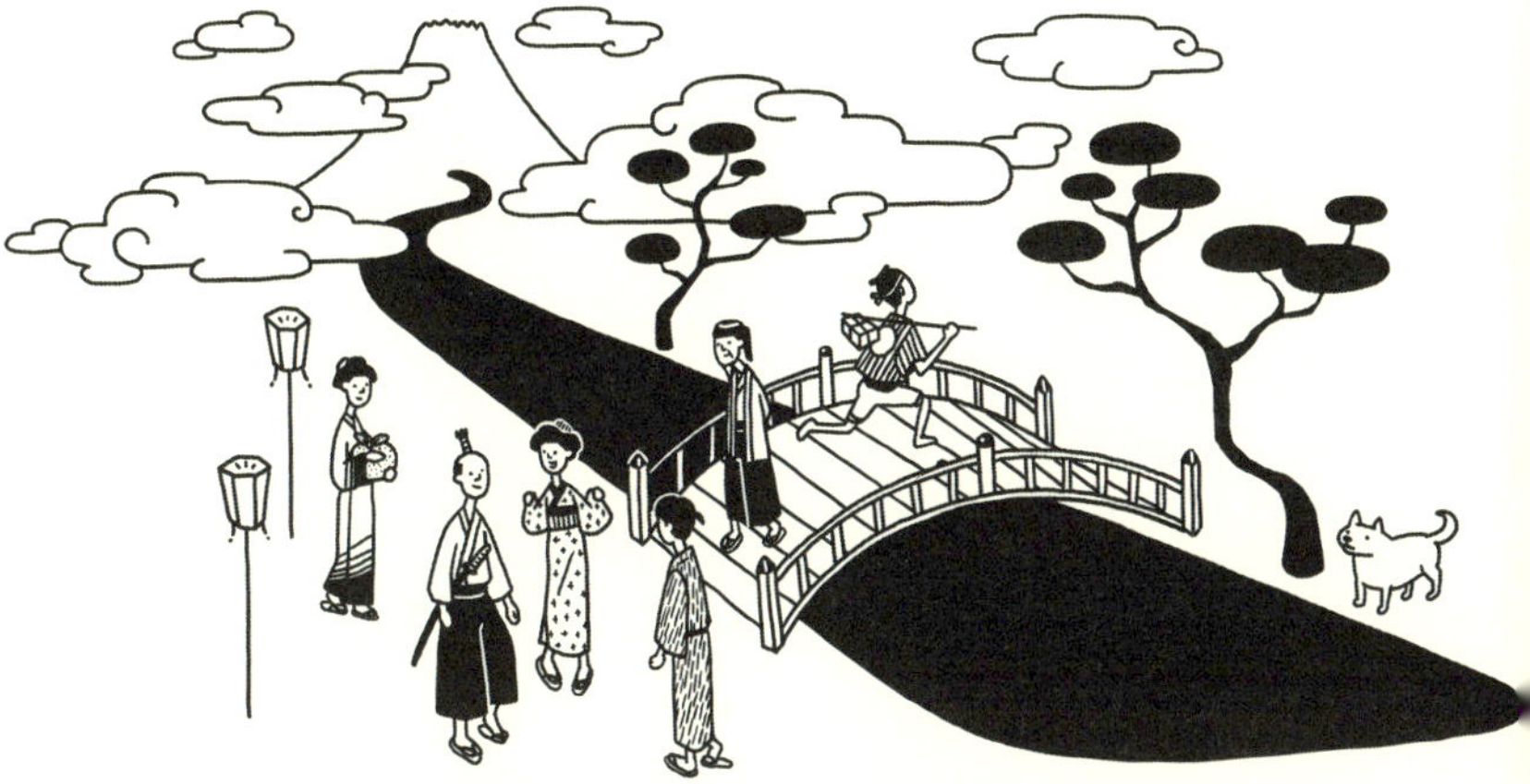

江戸時代はセロトニン的価値観にあふれていた時代

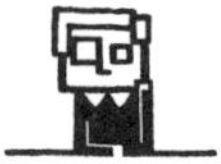

あとがき

皆さんは、ストレスの原因がはっきりわかっていて、それがなかなか解消できずに、熟睡できず、朝起きても元気が出ない場合、どうしますか？

まずは、近くの医院に行って、何か異常がないか診察を受けるでしょう。

さらに、その結果、何も特別に異常がなかった場合、どうされますか？

安心して、そのうち良くなるだろうと気楽に構える人はいいのですが、もし、睡眠薬や元気が出る薬を処方されたら、問題なのです。

それを飲むべきと思いますか？

それに待ったをかけるのが私の仕事です。

本書の趣旨はここにあります。何も異常がなかったら、薬に頼るのではなく、まずはセルフケアに努めることをお勧めします。それが私が考える正しい選択なのです。

そもそも、サイエンスとしての医学は、異常がはっきりと見つかって、それを治療できる薬がある場合は、間違いない威力を発揮します。

しかし、そんな明快なケースばかりではなく、異常が見つかっても有効な治療手段がなく、しかたなく対症療法で経過を観察する場合も少なくありません。それは本質的な治療ではないこともあり、しだいに症状を悪化させてしまうこともあります。

前者はともかく、後者のような明快な解決策かどうかわからないだけでなく、悪化する可能性もあるのに安易に薬を飲むことはあまり好ましくありません。眠れない、あるいは、どうにも元気が出ない症状の原因は、簡単に解決できないストレスにある、とわかっているのであれば、睡眠薬や元気が出る薬は、飲むべきではないのです。

なぜなら、睡眠薬や元気が出る薬は、健常人では自前で脳内に分泌させることが可能だからです。この指導は、通常の臨床医にはできません。医者は、病気を診断し、治療する訓練を受けていますが、健康のための医学（健康医学）は大学でも病院でも学んでいないからです。薬という他力で治療する方法ではプロですが、自力で健康を維持する方法を指導する点では、臨床医はまったくの素人なのです。

私の専門は脳生理学ですが、医学部を卒業して10年ぐらいは内科臨床医をやっていました。その中で、病気を扱う医者と同じように、健康を扱う医者（健康医学の専門医）も必要だと考えるようになっていきました。

生理学の膨大な知見では、人間の臓器や脳は薬の宝庫であることが判明しています。例えば、糖尿病の治療薬インシュリンは、膵臓が作りますし、火傷や喘息などで汎用される副腎皮質ホルモンは、いうまでもなく、副腎皮質が合成・分泌します。麻薬は強力な鎮痛剤ですが、同じ作用をする脳内麻薬様物質は、脳で合成・分泌されます。

したがって、人間は本来、治療薬を自力で出せるのです。

本書で取り上げた薬はおもに４種類です。

心身の元気の源であるセロトニン、意欲をつくり出すドーパミン、睡眠ホルモンであるメラトニン、そして、癒しホルモンであるオキシトシンです。

これらの物質がどういう働きをし、どういう条件で活発に分泌され、どういう時に機能低下に陥るかについて、世界の研究者が精力的に研究し、十分な知見が得られてきています。それを一般の人々が健康維持のためにわかりやすく認識してくれるようになれば、薬の力などに頼らなくても心の病は簡単に改善できるのです。

私たちは、自力で脳内セロトニンの分泌を増やし、心身の健康を増進させることができます。睡眠ホルモンであるメラトニンが合成分泌されるメカニズムを知れば、睡眠薬は不要です。絆のホルモンであるオキシトシンがたくさん分泌されるのには、スキンシップや団欒が有効であることを知れば、人々は生活様式を工夫させるはずです。

本書では、セルフケアによる脳の活性法（自力の「秘薬」分泌術）を55項目にわたって解説しています。その実践は、副作用なく、費用もかかりません。

大切なことは、無理をせず、一日5～30分の実践を最低3カ月継続することです。そして、効果が現れたら、生活習慣として続けることだけです。

この簡単な事柄をなるべく多くの人に知ってもらうということが本書の目的です。そして、心のストレスが原因で病んでしまう人が一人でも少なくなってくれることを心より願っています。

最後に、本書の企画と編集を担当してくれました有田ハンタ氏に心より深謝いたします。

２０１１年6月　有田秀穂

脳科学用語辞書

■セロトニン

心の安定、平常心を演出する脳内物質。ストレスを有効的に解消する作用をする。太陽の光を浴びる、リズム運動、ふれあいによって活性化される性質を持つ。

■ドーパミン

すべての欲に対して作用する脳内物質。食欲、性欲、出世欲など、満たされると得も言われぬ多幸感をもたらすもの。ドーパミンは、欲を満たすプロセスである渇望し、目的に向かって意欲を持つことにも作用している。

■ノルアドレナリン

ストレスによる危機感をもたらす脳内物質。心に危機感をもたらすと同時にワーキングメモリーを働かせ、集中力を演出する。

■オキシトシン

愛情のホルモンと呼ばれる絆のやりとりと密接な関係を持つホルモン。セロトニン活性のひとつ、ふれあいはオキシトシン活性を介して行われる。

■メラトニン

睡眠を誘発するホルモン。セロトニンを原料としてメラトニンはつくられるので、セロトニン不足になるとメラトニン不足を引き起こし、不眠の原因になる。

■前頭前野

セロトニンによるスイッチ、共感、直感。ノルアドレナリンによる集中。ドーパミンによる意欲という人が社会の中で円滑に生きていくために不可欠な「できる脳」を演出する脳。場所は大脳の前方、額の周辺である。

■共感脳

前頭前野の中心。ちょうど額の真ん中あたりの場所にある共感と直感に作用する脳。セロトニン活性によって作用する。

■集中脳

前頭前野の上方の外側あたりに対称的にある。ノルアドレナリンが働いて危機感に基づく集中力を演出する。ワーキングメモリーが働き、仕事をテキパキとこなす。

■ワーキングメモリー

ノルアドレナリンの働きによって活性化され、幾多の選択肢から瞬時に適切な選択を行う能力。聖徳太子はこの力に長けていたといわれている。

■**意欲脳**

前頭前野の下、ちょうど眉毛の上あたりの左右にある。ドーパミンが働いて渇望に基づく意欲を演出する脳。達成した時の多幸感は別の場所が働く。

■**スイッチ脳**

前頭前野のこめかみの上の両端にある、適度な切り替えを促す脳。同時に本音と建前を使い分ける際にも働く。キレることを制御する作用もある。

■**自律神経**

脳幹にある人間が無意識で行う生理現象を担う神経。循環、呼吸、消化、発汗、体温調節など人間の体を一定の状態に保つ恒常性＝ホメオスタシスに作用する。交感神経と副交感神経からなり、交感神経はストレスの多い昼の緊張状態の時に働き、副交感神経は夜のリラックスした状態の時に作用する。

■**リズム運動**

セロトニン活性を促す運動。リズミカルな反復運動であればどんなものでも効果がある。咀嚼、歩行、ジョギング、丹田呼吸、歌など意識して集中して行うことによって有効になる。

■**グルーミング**

セロトニン活性に有効なふれあいのこと。フェイス・トゥ・フェイスのコミュニケーションや肌と肌のふれあいによって作用する。グルーミングによって起きるセロトニン活性はオキシトシンを介して行われる。

■**報酬**

本書における報酬は、いわゆるお金ということのみならず、ドーパミンが欲を求めて渇望する対象すべてを示す。金欲、食欲、性欲などの報酬は、給料、食料、異性である。

■**トリプトファン**

セロトニンの原料。豆腐や納豆、牛乳やごまに含まれる。セロトニンはこのトリプトファンと玄米やにんにくに含まれるビタミンB6が結合することによって合成される。

脳医学者が教える絆学
ストレスゼロ
くじけない心をつくる
2011年7月6日　初版第1刷発行

著　　者　有田秀穂
装　　幀　井上則人デザイン事務所
企画・構成　有田ハンタ
イラスト　庄司さやか
発 行 者　河村季里
発 行 所　株式会社K&Bパブリッシャーズ
〒101-0054 東京都千代田区神田錦町2-7 戸田ビル3F
電話 03-3294-2771　FAX 03-3294-2772
印刷・製本　中央精版印刷 株式会社

ISBN978-4-902800-58-6